大学生运动伤病处理与安全研究

张孟丽　著

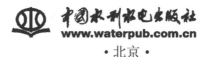

中国水利水电出版社
www.waterpub.com.cn
·北京·

内 容 提 要

本书主要针对当前大学生体育运动中常见的伤病与运动安全问题展开研究,具体包括大学生身体发育特点与体质情况分析、运动伤病的理论(人体科学理论和规律特点)、大学生运动伤病的常规处理方法及常见运动伤病和运动疲劳的研究、大学生运动医务监督体系的建立等。

本书语言简练、结构清晰、内容丰富,系统性、时代性、创新性等特点显著,还具有非常高的参考和借鉴价值。本书对于大学生的科学运动锻炼有着一定的指导意义。

图书在版编目(CIP)数据

大学生运动伤病处理与安全研究 / 张孟丽著. —北京:中国水利水电出版社,2018.8 (2024.10重印)
ISBN 978-7-5170-6746-7

Ⅰ. ①大… Ⅱ. ①张… Ⅲ. ①大学生－运动性疾病－损伤－防治－研究 Ⅳ. ①R873

中国版本图书馆 CIP 数据核字(2018)第 185588 号

书　　名	大学生运动伤病处理与安全研究
	DAXUESHENG YUNDONG SHANGBING CHULI YU ANQUAN YANJIU
作　　者	张孟丽　著
出版发行	中国水利水电出版社
	(北京市海淀区玉渊潭南路 1 号 D 座 100038)
	网址:www. waterpub. com. cn
	E-mail:sales@waterpub. com. cn
	电话:(010)68367658(营销中心)
经　　售	北京科水图书销售中心(零售)
	电话:(010)88383994、63202643、68545874
	全国各地新华书店和相关出版物销售网点
排　　版	北京亚吉飞数码科技有限公司
印　　刷	三河市元兴印务有限公司
规　　格	170mm×240mm　16 开本　17.5 印张　227 千字
版　　次	2019 年 2 月第 1 版　2024 年 10 月第 2 次印刷
印　　数	0001—2000 册
定　　价	86.00 元

前　言

随着现代人类经济、社会、科学等各方面的迅速发展,体育运动领域也加快了发展步伐,运动员的运动成绩不断提高,而且其与科学、医学的关系也越来越密切。在现代体育运动中,人们不仅会考虑通过哪些科学方法提高运动成绩,而且也在考虑如何克服那些制约运动成绩的因素,运动伤病就是影响运动成绩的重要因素之一。

当前,在各类高等院校中,从事体育运动的大学生越来越多,运动伤病的出现率也越来越高,尤其是体育专业大学生的运动伤病问题更多、更复杂。由于其专业性特点,大学生在专项训练中经常会因为各种原因而发生伤病,常见伤病问题不仅危害大学生的身心健康,而且对大学生的学习、训练及比赛带来不同程度的影响。鉴于此,《大学生运动伤病处理与安全研究》一书深入调查与分析大学生的身体情况及运动伤病情况,查找原因,提出多种预防与治疗措施,以期为减少大学生的运动伤病、提高大学生的运动成绩与健康水平作出贡献。

本书共十章,第一章主要分析大学生身体发育特点与体质情况,在体质情况中分析了大学生的体质现状及问题、体质健康测评。第二章与第三章主要研究运动伤病的基础理论,包括人体科学理论和运动伤病规律特点。第四章至第七章重点对大学生运动伤病及处理进行研究。第四章是大学生运动伤病的常规处理,包括药物法、物理法、传统法和伤后康复训练法。第五章至第七章分别对大学生常见运动性损伤、运动性病症及运动疲劳进行研究,预防与治疗方法是重点研究内容。第八章是大学生运动医务监督体系的建立,包括身体机能检查,体育教学、运动训练和比赛的医务监督,以及大学生运动员特殊医务监督。第九章是大学生安全运动的科学指导,包括大学生运动的基本原理、基本原则与方法,以及运动风险管理。最后一章是大学生安全运动的具体操作,介绍了大学生运动内容、环境、负荷、准备与整理活动等相关知识。

本书首先分析大学生的身体特点及体质情况是为了了解大学生的身体健康情况,从而为制定科学的运动处方提供客观依据;其次本书研究运动伤病的基本理论,以期为常见运动伤病防治的研究提供理论指导;再次本书对运动伤病、运动疲劳与防治进行研究,并提出了科学的处理方法,具有很强的实用性;最后本书研究大学生运动医务监督、安全运动的操作,旨在为大学生运动的科学性、安全性及实效性提供保障。总体来看,本书紧扣主题,内容丰富,结构合理,详略有序,理论与实践并重,具有突出的理论及实用价值。希望本书能够为促进大学生运动锻炼、运动训练及运动比赛的安全,提高大学生的体质健康水平和运动水平提供科学而实用的指导。

本书在撰写过程中,借鉴了许多专家、学者的研究成果和观点,在此表示诚挚的谢意。另外,由于时间和精力有限,书中难免有不妥之处,敬请读者谅解并指正。

张盂丽
2018 年 1 月

目　录

第一章　大学生身体发育特点与体质情况分析 …………… 1
　第一节　大学生身体发育特点分析 …………… 1
　第二节　大学生体质现状调查及问题分析 …………… 7
　第三节　大学生体质健康测量与评价 …………… 17

第二章　运动伤病的人体科学理论研究 …………… 27
　第一节　运动解剖学原理 …………… 27
　第二节　运动生理学原理 …………… 32
　第三节　组织损伤的病理学研究 …………… 36
　第四节　其他运动人体科学理论 …………… 41
　第五节　运动与人体各系统的关系 …………… 47

第三章　运动伤病的规律特点 …………… 52
　第一节　运动伤病部位与运动专项特点的关系 …………… 52
　第二节　运动伤病在身体各部位的分布情况 …………… 64
　第三节　运动伤病的特点 …………… 73

第四章　大学生运动伤病的常规处理 …………… 76
　第一节　药物法 …………… 76
　第二节　物理法 …………… 80
　第三节　传统法 …………… 84
　第四节　伤后康复训练法 …………… 99

第五章　大学生运动性损伤研究 …………… 106
　第一节　运动性损伤概述 …………… 106
　第二节　运动性损伤的诊断与预防 …………… 112

第三节　大学生常见运动性损伤 ……………… 121

第四节　不同部位运动性损伤的急救 ……………… 132

第六章　大学生常见运动性病症研究 ……………… 144

第一节　运动性病症概述 ……………… 144

第二节　运动性病症常见病因及预防 ……………… 146

第三节　常见运动性病症及处理 ……………… 148

第七章　大学生运动疲劳研究 ……………… 178

第一节　运动性疲劳概述 ……………… 178

第二节　运动性疲劳的产生与表现 ……………… 183

第三节　运动性疲劳的判断方法 ……………… 188

第四节　大学生运动性疲劳的预防和消除 ………… 192

第八章　大学生运动医务监督体系的建立 …………… 201

第一节　身体机能检查 ……………… 201

第二节　体育教学的医务监督 ……………… 209

第三节　运动训练和比赛的医务监督 ……………… 213

第四节　大学生运动员特殊医务监督 ……………… 220

第九章　大学生安全运动的科学指导 ……………… 225

第一节　大学生运动的基本原理 ……………… 225

第二节　大学生运动的基本原则与方法 ……………… 228

第三节　大学生运动风险及管理 ……………… 234

第十章　大学生安全运动的具体操作 ……………… 246

第一节　大学生运动的内容选择 ……………… 246

第二节　大学生运动的环境选择 ……………… 251

第三节　大学生运动负荷的合理安排 ……………… 260

第四节　大学生运动的准备与整理活动 ……………… 266

参考文献 ……………… 272

第一章　大学生身体发育特点与体质情况分析

在社会瞬息万变的大环境中,我国大学生身体发育情况与体质情况同样在发生着或多或少的变化。要想推动我国大学生健康成长,提高大学生的身体素质,就必须深入分析并掌握大学生的身体发育特点和体质状况。因此,本章对大学生的身体发育特点、体质现状调查及问题、体质健康测量与评价进行了研究。

第一节　大学生身体发育特点分析

个体的生理和心理都处在持续发展的状态,这里所说的发展是指个体从胚胎发育、出生、成熟、衰老直至死亡的生命过程中出现的一系列生理变化与心理变化。具体来说,个体发展由生理发展、人格发展、个体与他人的关系的社会性发展和认识组成。从本质上说,这些发展包括个体的生长与成熟,生理规律对这些发展有很大影响,这些发展是以遗传产生的变化,会伴随着时间的推移自然而然地形成并出现,但这种变化会因为个体营养不良或者严重疾病被迫处于紊乱状态。

绝大多数大学生的年龄处在 18—23 岁,人类身体形态在这个年龄阶段已经处于平稳状态,体格机能素质与适应能力的整体水平已经比较高,身体发育和心理发育共同组成了大学生独特的生理特征和心理特征。从大学生身体发展的视角来分析,我国绝大多数大学生在大学时期已经进入青年中晚期阶段,这个阶段是人体发育和发展中弥足珍贵、别具特色的阶段。生理急剧发展是大学生在这个阶段的显著特点之一,不仅个体的身高、体重、骨骼、内脏、性器官等生理发育尤为显著,大学生的体格、功能、素质、适应水平四个方面同样达到了很高水平。

一、身体形态发育特点

身体形态具体是指身高、体重、体形等方面。具体到大学生,他们的身体形态发育经过青年初期的生长和发育以后,慢慢朝着青年中晚期过渡,生长方面逐步从发育期过渡到稳定期,身体各个部位在长度、宽度以及围度三个方面的生长发育已经大体完成,身体内部各个部位的系统朝着越来越成熟、越来越健全的方向发展。相关的研究资料证实,我国大学生身体形态的发育在18—25岁,身体形态发育速度会伴随着年龄增长而逐步减慢,最终过渡到稳定和停止的状态。

(一)身高

身高是身体发育的基础性标志之一,大学生身高发育不仅会受遗传因素影响,生活环境、生活条件、营养状况、体育活动水平等多项因素都会对大学生身高发育情况产生影响。当个体进入青春发育期之后,身高的增长速度会越来越快,男生和女生每年的增长高度分别达到 10～12cm、5～7cm。对于步入大学的大学生而言,身高增长的平缓趋势会越来越显著,原因在于这个阶段促使人体身高增长的重要因素是脊柱增长,而脊椎骨在这个时期的增长速度相对缓慢。通常情况下,男性在 23—26 岁后、女性在19—23 岁后,身高增长已经大体停止。全国体质健康监测资料表明,具体到个体 19—22 岁,城市男性和城市女性的身高增长值分别是 0.68cm、0.11cm,而乡村男性和乡村女性的身高增长值分别是 0.22cm、0.30cm,由此能够得出大学生大学 4 年的身高增长不明显,同时城乡之间、男女之间的差异也不明显。

(二)体重

大学生体重增长基本处于平稳状态。一般来说,大学生体重增长主要是肌肉和脂肪的增长。在性激素的长期作用下,男生体重增加主要是肌肉的增长,为此男生的身体会朝着粗壮、结实、有力的方向发展;女生体重增加主要是脂肪的增加,很多女大学生的腹部脂肪会明显增加。以男性为比较对象,女性平均骨骼重量比男性轻 20%,肌肉重量大约占男性肌肉重量的 60%,这也使得女性的承重能力以及耐力要比男性弱很多。全国体质健康监测资料显示,对于 19—22 岁的城乡男性和女性来说,男性和女性在体重方面分别是平衡增长和逐渐减重。

(三)体形

对于绝大多数大学生而言,他们的第一性征已经全面发育,第二性征已经产生。在性激素的长期影响下,男性具体表现为身材魁梧、肌肉发达、肩部增宽、喉结突出、发音低沉、胡须丛生;女性具体表现为身材窈窕、乳房隆起、嗓音尖细、肢体柔软而丰满、臀部和骨盆增宽、出现阴毛。对于广大大学生而言,伴随着年龄的增长、摄入营养的丰富性和多样性、体育活动的大范围开展,男生和女生的第二性征会朝着日益成熟的方向发展,形体发育方面的变化同样显而易见。

二、身体机能发育特点

(一)呼吸系统的发育特点

当个体生理功能的发育状况越来越成熟以后,其呼吸功能同样会随之增强,具体表现是肺活量增大幅度显著,呼吸频率表现出下滑趋势。学生体质测试资料证实,男女学生肺活量均值往往会伴随年龄的增加而增加。调查和分析各个年龄阶段的男生和女生发现,男生肺活量都比女生肺活量大。具体到大学生,男大学生和女大学生的肺活量分别是 3 500~4 000mL、2 500~3 000mL,女大学生平均肺活量仅是男大学生平均肺活量的 70%。

通常情况下,后天体育活动因素同样会对人体肺活量产生很大影响,除了测量技术因素造成的误差以外,个体运动能力同样会对其肺活量产生一定程度的影响。坚持参与体育锻炼且运动量偏大的男大学生最大肺活量高达 5 000mL,但运动量偏少的大学生肺活量也不高。一些高校的调查数据显示,男大学生在大学四年级的肺活量下降趋势比较显著,女大学生在大学四年的肺活量同样呈现出持续下滑的趋势。

(二)神经系统的发育特点

神经系统能够对人体机能产生很大的调节作用,是人体机能不可或缺的调节机构,还能为所有类型的心理活动奠定物质基础。对于当今大学生而言,他们的大脑和神经系统已经基本发育成熟,脑重量和成年人脑重量十分接近,大约重 1 500g,女子和男子脑重量最重的年龄分别是 20 岁左右、20—24 岁,但脑机能依旧会持续优化、持续发展。对于处在 18—25 岁的大学生来说,他们脑细胞内部的结构与机能会朝着越来越完善的方向发展,持续完善的具体反映是神经元联系越来越复杂、沟回越来越深化等,神经纤维的髓鞘化、增长和分支已经基本完成。脑细胞恰恰处在建立联系的上升阶段,皮层细胞活动会逐步增加,兴奋过程与抑制过程之间朝着越来越平衡的方向发展,联络神经纤维会越来越活跃,其中第二信号系统的增强趋势会越来越显著,大学生抽象思维水平较高,有助于大学生思维朝着越来越好的方向发展。

因为大学生的神经系统结构与功能在持续发展、逐步完善,所以大学生高级神经系统的功能也会随之发展至最佳状态。最佳状态具体反映为注意力集中时间长,观察力、创造性思维能力持续增强,记忆力日趋完善,想象力越来越丰富。这些方面不只是象征了大学生神经系统快速发展、日益完善,同时也是大学生在校期间参与学习培养活动与专业训练活动逐步产生的一项显著特征。由此能够得出,大学生阶段是个体接受教育的最佳时期,是个体在整个生命过程中健康发展的关键时期。

(三)生殖系统的发育特点

内分泌腺的发育和变化对人体生长发育以及成熟有重要影响,对人体性成熟的影响最为明显。一般来说,内分泌腺会随着人体年龄增长而出现相应的变化,其有助于人体生殖系统朝着越来越完善的方向发展。人体生殖系统拥有生殖能力,意味着人体已经发展到生物学意义上的性成熟。一般情况下,男大学生和女大学生的生殖系统都已经具备生殖能力,即男性可以发生遗精,女性出现正常月经。

通常来说,男性初次遗精的年龄大约是 14 岁,大约有 80% 的男性进入青春期后会发生遗精;女性月经初潮的年龄是 13 岁左右,近些年有提前的趋势。男大学生有可能会在性刺激增加的情况下使得遗精更加频繁,而女大学生常常会受环境变化和情绪变化等因素出现闭经、痛经、月经失调等情况。

(四)循环及血液系统的发育特点

1. 心脏

心脏是血液循环的动力器官,在个体年龄逐年增长的过程中,个体的心脏形态与心脏结构都会产生相应的变化。具体到大学生,他们的心脏形态与心脏机能都已经和成人水平接近,具体表现为心脏左心室壁厚、弹性大,心肌纤维分裂增生的整体速度快,心脏收缩水平以及血管弹性都处于优良状态,代偿能力与适应能力也比较强,能够帮助大学生高效完成持久、剧烈的体力负荷。中国学生体质调研报告显示,身体状况良好的青年学生在安静状态的脉搏频率往往会伴随年龄增大而呈现出下滑趋势,脉搏频率下滑幅度最明显的年龄段是 18 岁,男女学生的脉搏频率会在 19 岁慢慢稳定下来,女性的稳定速度要比男性的稳定速度略快一些。一般来说,当女性心跳在 60～100 次/min 的范围内,女性常常会因为情绪波动大的可能性而容易发生窦性心动过速的情况。除此之外,人体心脏功能和血管弹性的实际状况往往能通过动脉血压体现出来。正常情况下,收缩压在 90～140mmHg (12.03～18.72kPa)的范围内,舒张压在 60～90mmHg(8～12.03kPa) 的范围内。需要补充的是,年龄与性别会对人体动脉血压产生很大的影响,动脉血压往往会伴随年龄增长而呈现出升高趋势,19 岁之后会慢慢过渡到大体稳定的状态,但人体血压会受年龄的影响,男性血压往往比女性血压高。

2. 血液系统

血液最突出的功能是:向身体内部输送不同类型的营养物质与代谢物质,促使人体保持酸碱平衡,适当调节身体温度,机体防御机能的重要参与者。一般来说,成年人全身血量大约占体重的 8%,体重 50kg 的人血量约为 4 000mL。在正常情况下,人体循环血量只占全身血量的 3/5 或 4/5,肝脾是剩余血量的储存场所。在个体献血 200～400mL 或者外伤造成等量出血以后,肝脾储存的血液会随之进入循环系统,从而保证人体循环血量处于充足状态。当青年人因为各类原因出血 200～400mL 时,全身血液容量往往能在短时间内恢复,原因是青年人的新陈代谢速度快、吸收并利用营养物质的效率高。但应当引起大学生注意的是,一些大学生因为膳食结构不合理而出现营养不良性贫血,这对其体力以及学习效能都有很大的负面影响。

(五)大学生能量代谢的特点

上海医科大学营养学教研组在研究在校大学生的基础上指出,体力活动是造成人体能量消耗的关键性因素,脑力活动对人体能量消耗产生的影响比较小。男大学生和女大学生在能量消耗方面的显著不同是体力活动方面,这主要与男大学生和女大学生参与体育活动的内容和主动性的差异有关。

人体消耗的能量一定要通过摄入膳食来补充。当人体摄入能量和消耗能量均等时,机体能量代谢也会随之平衡。短时间内的能量过剩或者能量不足,往往可以由机体能量储备对其加以调节,通过生化使得糖、脂肪、蛋白质三项营养素的消化与吸收逐步实现平衡。当人体能量摄入和补充消耗的实际需求正好相等时,机体能量储备往往会处于稳定状态,具体反映就是包括体重在内的人体测量指标趋于平稳。我国近些年来女大学生体重呈负增长的情况,表明女大学生能量代谢处在负平衡状态,所以说体重指标能够充当营养摄入的简易评价指标之一。

第二节　大学生体质现状调查及问题分析

一、大学生体质的发展现状调查

(一)大学生体质发展现状的调查方法

1. 文献资料法

本次调查运用的文献资料有《大学生体质健康标准》《运动解剖学》等相关著作,"中国期刊网"上与大学生体质健康标准及运动解剖学有关的文献等,这些文献资料使得本次大学生体质现状调查和问题分析的理论基础更加稳固。

2. 测量法

本次调查主要是通过对大学生各个项目的测试实施的,主要测试项目分别是身高、体重、肺活量、握力、立定跳远、台阶试验。本次调查所用的体质测试仪器是健民测试仪,这比较符合《学生体质健康标准试行方案》的相关规定,同时这次调查严格按照《学生体质健康标准试行方案》来实施成绩评定。

(二)大学生体质发展现状的调查结果分析

1. 立定跳远

立定跳远成绩可以体现出大学生的实际爆发力以及下肢肌肉力量,参与这项测验的学生往往能将自身腿部肌肉力量反映出来。立定跳远的测验结果显示,只有一小部分大学生的测验成绩达到优秀的标准,达到良好标准和及格标准的学生也比较少,绝大部分学生的测验成绩都不及格。这些测验成绩表明,我国大学生立定跳远成绩优秀率和良好率都比较低,不及格率却很高,这也进一步证实我国大学生爆发力水平和下肢肌肉力量都有待提升。很多大学生在学习和生活中未能坚持参与体育锻炼,未能形成良好的锻炼习惯,学校没有对开展和实施体育课予以应有的关注和重视,这三个方面是造成大学生立定跳远成绩偏低的重要因素。相关调查表明,我国大学生已经具备提高自身爆发力与下肢肌肉力量的强烈意识。

2. 握力体重指数

握力测试能够体现出大学生的前臂肌肉力量、手部肌肉力量、肌肉的整体力量,这项测试是对大学生健康状况加以评价的一个有效方式。握力体重指数的计算公式如下:

$$握力(kg)/体重(kg)\times100$$

调查结果显示,我国绝大部分大学生的握力体重指数测试成绩合格,测试成绩达到优秀标准的大学生比较少,测试成绩达到及格标准和良好标准的大学生占一大部分,但不能否认的是确实有一些大学生的测试成绩未达到及格标准。与此同时,通过深入调查发现,以女大学生为比较对象,男大学生握力体重指数测试的不及格率较高、优秀率较低,男大学生的整体成绩没有女大学

生的整体成绩高。综合分析大学生握力体重指数的测试成绩能
够发现,我国大学生的握力水平仅达到良好的水平,需要尽快达
到优秀水平的相关标准。

3. 台阶测试指数

台阶实验的测验结果能够反映出人体的心血管机能水平,
具体的计算方法是:上下一定高度台阶运动持续时间和恢复运
动心率的速度之比。指数计算能够体现出人体心血管系统对运
动负荷的实际反映。测试指数越大则说明大学生心血管机能
越好。

调查结果显示,我国大学生在台阶测试指数的测验中整体表
现良好,部分学生测试成绩为优秀,也有一部分学生测试成绩是
刚刚及格乃至不及格,但绝大多数学生的测试成绩都是良好。台
阶实验的测定结果表明,我国很多大学生在学习和生活中未能参
与充足的体育锻炼,参与耐力性运动项目的次数过少,或者参与
了未达到规律性要求和科学性要求的体育锻炼,这些问题均会使
学生心血管机能水平出现下滑。

4. 学生身体质量

体重指数作为众多指标中的一项,能够对学生的身体质量进
行衡量。体重指数的计算公式为:体重(kg)/(身高^2)(m)。体重
指数可以充当判断大学生身体形态发育状况的重要依据。判断
体重指数的标准如下。

(1)过轻:低于18.5。

(2)正常:18.5~24.99。

(3)过重:25~28。

(4)肥胖:28~32。

(5)非常肥胖:高于32。

分析调查结果能够发现,我国一些大学生的身体偏瘦,体重
正常的大学生较多但未超过一半,还有很多学生的身体处于肥胖

状态以及非常肥胖状态。这项测试结果表明,我国大学生正常体重所占比例较高,深入调查还发现我国男大学生正常体重的比例比女大学生高。立足于全局展开分析,我国大学生在身体形态方面的情况比较好,但需要尽最大可能使很多未能达到正常体重标准的大学生逐步达到标准,未达到正常标准的大学生应当积极参与体育锻炼,科学补充营养,从而使自身的健康水平获得大幅度提升。

5. 肺活量体重指数

肺活量是指一次呼吸的最大通气量,肺活量能够从某种程度上体现出个体持续工作能力以及呼吸机能潜力,此外肺活量还是判定大学生体质健康状况的一项关键指标。

分析调查结果可知,我国参与肺活量体重指数测试的大学生中,成绩优秀和成绩良好的大学生较少,成绩及格的大学生最多,成绩不及格的大学生人数仅次于成绩及格的大学生人数。与此同时,调查结果还表明低年级学生的不及格率比高年级学生的不及格率高。通常情况下,对于胸廓发育没有完善的低年级学生通过参与体育锻炼往往可以获得理想成效,但高年级学生不能因为学习压力增大而忽视体育锻炼,不然将不利于自身的身体健康。

6. 学生体质测试总体情况

全面分析上述单项测试的结果,有助于我们对我国大学生体质测试整体状况形成系统性认识。综合分析能够发现,我国至今还有很多大学生的综合成绩不及格,绝大多数大学生的综合成绩达到及格标准,综合成绩达到良好标准或者优秀标准的大学生偏少,此外低年级学生的不及格率偏低。由此能够得出,我国很多学生在高中因繁重学习任务而忽视参与体育锻炼的重要性和必要性,进入大学后开始有意识地参与体育锻炼,由此使自身的身体素质水平有所提高,这也体现了我国高校低年级开展体育活动的良好状况。立足于整体来分析,女大学生的不及格率比男大学生高,而男大学生的优秀率、及格率以及良好率比女大学生高,这充分说明,我国女大学生和男大学生在综合身体素质方面还有差距。

二、大学生体质发展现状的问题分析

(一)大学生体质发展的突出问题

1. 大学生身体素质不断下降

立足于全局来分析,我国高校大学生的体质健康水平还有待提升,同时还呈现出了逐年降低的趋势,这个问题在我国大学生身体素质方面反映得尤为显著,此外和我国现阶段大学生体质健康状况的分析和研究结果大体相同。大学生体质健康水平下降的问题和走向突出反映为:某些大学生的营养不良程度严重,实际体重比正常体重低很多;但某些大学生的实际体重比正常体重高很多,存在肥胖问题的大学生数量持续增加;大学生各项身体素质发展处于不协调状态,参与体育锻炼时常常会把某项身体素质的发展设定为锻炼重点,如男大学生侧重于力量素质的发展,女大学生侧重于柔韧素质的发展,大学生综合发展身体素质的意识还有待强化。

一般来说,我国大学生往往是在 18—20 岁进入大学,自此接受大学教育。大学一年级和大学二年级的学生往往拥有较高的体质水平,比大学三年级和大学四年级的学生在身体素质方面有优势。究其原因在于,低年级学生刚刚进入大学,往往对这个小社会充满好奇和新鲜感,所以会积极参与学校或者院系组织和开展的各类活动,各式各样的活动往往有助于锻炼学生的身体素质,促使学生的健康状况朝着更好的方向改善。然而,低年级学生进入高年级后,往往会在找工作方面分配更多精力,关注学校各类体育活动的注意力会慢慢转移,所以参与各类体育活动的次数也会随之减少,这对大学生体质健康水平的提高有很大的负面影响。

2. 大学生体质健康不受重视

我国很多高校为了给高年级学生学习专业知识、考研、找工作预留充足的时间,往往不会再安排体育课程,这也从某种程度上反映了我国部分高校更加重视学校考研率和入职率,未对学生身体素质和体质健康给予应有的关注。即便部分大学生有意向参与体育锻炼活动,但常常会苦于在学校无法找到良好的锻炼环境和锻炼氛围,受到高校现行制度的影响和限制,这些因素都是造成我国高年级学生体质健康水平下滑的重要原因。

(二)大学生体质下降的原因分析

1. 营养与健康饮食思想偏差

随着我国经济发展水平的持续提升,我国广大国民的生活水平也在伴随着收入的增加而有所改善。站在理论层面分析,科学观、健康意识、生活方式都会伴随着经济的发展而逐步更新,但我国广大群众当前持有的健康生活观、生活方式、健康意识的发展都不适应经济的发展,反映出了一定的滞后性特征,具体表现为广大群众当前掌握的营养和饮食方面的科学知识过少,身体锻炼意识有待增强。

我国有一些父母认为,自己小时候的生活条件差、营养不良,和"幸福生活"有很大距离,所以常常会把自己小时候渴望过美好生活的愿望寄托在儿女身上,想方设法避免自己的孩子吃苦和受罪,尽最大可能给孩子提供一个优良舒适的环境,从而促使学生把所有的精力和注意力都集中在学习上,此外教育孩子把学习设定成唯一目标。很多家长指出,向孩子提供优良环境的首要任务是满足孩子的饮食需求,但很多未达到科学性要求的饮食习惯是孩子超重和肥胖的直接原因。世界卫生组织与联合国粮农组织曾经发出警告：造成越来越多大学生肥胖的重要原因是，这些存在肥胖问题的大学生经常吃快餐，快餐中包含很多高热量食物。美国作为一个快餐业发达的国家，调查表明，长期食用快餐的美国人往往是超重体型或者肥胖体型。通过分析我国快餐文化快速发展的原因能够发现，一些国民对营养和饮食知识的欠缺是推动外来快餐文化逐步发展的重要原因。在广大群众生活节奏持续加快的大环境下，大学生的学习压力和就业压力同样在持续增大，这也是我国大学生喜爱食用高热量快餐的一个重要原因。但在饮食方面，科学和营养搭配的意识薄弱、长时间食用快餐，都对我国大学生提高体质水平有负面影响。

2. 缺乏锻炼

（1）锻炼机会少。体育锻炼不足是造成我国大学生体质健康水平下降的重要原因之一。在科学技术持续发展的当下，学生选择在户外锻炼身体、提升自身体质水平的次数依旧很少。就当前来说，我国绝大多数大学生的生活方式是"以静代动"，这同样是造成我国大学生肥胖、身体素质呈现出下滑趋势的关键原因。

一方面，我国绝大多数大学生的出行方式是坐车，选择步行和骑车的大学生仅占很小一部分；另一方面，三口之家是我国现阶段最常见的家庭模式，子女往往会逐步演变成家庭核心。由于我国很多家长过度呵护子女，所以常常会安排子女在寒暑假陪伴老人或者在培训班学习相关技能，这就使得我国很多大学生"静"的活动远远超过了"动"的活动，学生必须把绝大部分时间分配在玩游戏、看电视、找工作、参加技能培训班等方面，大学生参与体育锻炼的活动自然会随之减少，某些学生可能不会参与任何形式的体育锻炼活动。

除此之外，大学生参与体育锻炼的理念和意识有待强化的重要影响因素是：大学生在小学阶段和中学阶段受到了家长的直接影响。从某种程度来说，父母的体育生活方式以及理念往往会对孩子的体育理念和认知产生决定性作用。我国有很多父母的体育锻炼意识比较薄弱，未能养成坚持参与体育锻炼的良好习惯，这必然会对他们的孩子产生或多或少的影响。与此同时，和体育教育相比，父母更加关注子女的智育教育，除智育教育以外的其他教育都是无足轻重的。我国很多家长认为，没病就是健康的表现，子女未出现疾病就意味着其达到真正意义上的健康。他们未能意识到自己有必要全面培养子女的体育锻炼意识和体育锻炼习惯，提高身体素质水平，落实到实际行动更是无从谈起。我国很多大学生自幼生活在这种环境中且深受家长思想观念的影响，所以没有深刻认识到参与体育锻炼活动的重要性和必要性，进入大学后往往很难在短时间内养成坚持参与体育锻炼的习惯，长此以往的结果就是大学生身体素质水平有所下降。

（2）锻炼时间不足。体育锻炼时间有限同样是造成我国大学生体育锻炼不足、体质健康水平持续下降的重要因素。虽然我国各级、各类学校都在反复重申"素质教育、健康第一"，大面积宣传学生强化身体锻炼的深远意义，但在"分数改变命运，命运由分数决定"教学观下，健康和锻炼往往会被很多师生遗忘和忽视。一些中学仅仅把本校升学率摆在重要位置，完全漠视学校体育教学的开展情况。文化课教师占用体育课时间、体育教师无故离岗、参与体育课的学生数量有限等现象在我国很多学校都存在。对于中学生来说，常常会为了达到考入理想大学的目标，而把所有时间都分配在学习文化课上，这也是我国很多大学生进入大学后体质健康状况令人堪忧的重要原因。

大学生在军训期间的表现就能够充分体现其身体素质。某些高校的大一新生军训期间因为中学阶段体育锻炼不足而引发生命危险的情况受到社会各界的关注。除此之外，高校教学模式和中学教学模式存在很大差异，这些差异往往会导致学生在短时间内无法适应高校生活，同时由于学生的自我控制能力和管理能力有待增强，所以往往会使自身的作息时间不规律，并在此基础上慢慢形成一些不良生活习惯，如此就会对学生体质健康水平的下降产生间接影响。

　　除此之外,面对社会竞争不断加剧、生活节奏不断加快的社会环境,当代大学生需要正视的压力也在随之增加,特别是高年级大学生必须积极面对日趋严峻的就业形势。大学生要想顺利考取高学位或者找到满意的工作,就必须将更多时间和精力投入到学习和找工作上,如此拥有的休闲娱乐时间和锻炼身体的时间基本可以忽略不计。这种状况的最终结果是:一方面,大学生因为体育锻炼不足而导致其身体素质出现下滑;另一方面,大学生面对不断加剧的竞争和压力往往会出现过度紧张的情绪,如此会导致大学生的心理健康水平出现下滑。

　　3. 高校体育课程安排不合理

　　截至当前,我国绝大多数普通高校都只在大学一年级和大学二年级开设体育课,同时普遍每周仅安排一节体育课或者两节体育课。虽然高等教育改革带动了高校体育教学改革,但高校体育教学的兴趣性和科学性依旧比较低下,这是我国高校体育教学必须正视的问题。在高校安排的体育课中,学生重点练习的测试目标往往是教师为了有助于学生达到体质测试目标且完成体测任务,同时在参照体质测试标准的基础上制定的。换句话说,高校把学生的现实锻炼摆在过于重要的位置,单方面追求学生短时间内获得的锻炼成效,终身体育锻炼的意识还有待进一步增强。教师不但没有深刻领会到大学生参与体育锻炼活动的深远意义,也没有积极采取相关措施来激励学生自觉成为体育锻炼活动的参与者,由此增强大学生自觉锻炼的意识。分析高校的体育教学实践能够发现,教学内容单一,学生深感学习枯燥,部分体育教师的责任心不强,仅仅是机械地开展课堂教学活动以及实现教学目标,很多教师未能对学生的自觉锻炼意识和行为产生引导作用,这几个方面都是造成大学生体育锻炼意识薄弱的关键性原因,这种情况下学生的锻炼行为就无从谈起。

在我国众多大学生中,有很多大学生只是为了完成教师布置的任务而在课堂上被动参与一些体育项目,一旦完成教师布置的学习任务就不会继续参与各类体育运动。一般来说,学生常常会在体育课程结束后,参照自身兴趣有选择地参与一部分体育活动,但并非是在深刻意识到参与锻炼重要性的基础上参与。与此同时,参与体育教学活动的教师往往为了达成体测目标而单方面重申体测指标的技术要求,不可避免地会忽视学生在体育课堂上的实际想法以及需求。一些大学生步入大学之前参与的体育锻炼就比较少,身体运动基础和水平也偏低,所以在体育课堂上难免会产生紧张、恐慌的情绪,如果教师没有注意并缓解学生的这些情绪,那么学生参与体育学习的主动性和热情将会大大降低。

4. 体育锻炼场所、设施较为缺乏

资金不足是高校体育教学开展过程中面临的一个重要问题,这个问题会使得高校的体育锻炼场所以及设施难以满足师生需求,只是依靠国家体育总局和教育部投入资金是难以有效解决这个问题的。要想促使高校体育教学达到可持续发展的目标且逐步完善体育锻炼基础设施体系,就必须有效带动我国各个省市以及社会各界力量前来支持,只有将各方力量集体协作的作用发挥到最大化,才能促使体育教学和场所设施朝着更加完善的方向发展。

虽然大学生体育锻炼活动未制定出关于运动场地的严格要求,但运动场地匮乏、运动器材未达到相关标准一定会或多或少地对体育教学和体育活动的开展产生负面影响,打击学生参与体育锻炼活动的主动性和热情,增加学生出现运动伤病的可能性。近些年来,我国把发展和完善高校体育锻炼场地和设施当成一项重要目标,不同类型的学校也相继加大了这方面的投入,专门设置了开展体育活动的经费,但当前我国高校体育锻炼的场地和硬件设施不足的问题依旧比较严峻。

第三节　大学生体质健康测量与评价

一、大学生体质测量与评价的任务

大学生体质测量和评价的目的是全方位掌握一些特定对象或者群体的体质状况以及出现的发展变化,对增强体质的实际效果进行检查和评定,深入剖析对大学生体质水平产生影响的具体因素,并在此基础上分析结果,从加强体育锻炼、改善营养状况、改善卫生条件等视角来落实相关策略,从而使研究对象或者研究群体的体质水平得到大幅度提升。大学生体质测量和评价的具体任务如下:

(1)全面掌握特定对象或者群体的体质状况,深入探究特定对象或群体在体质方面发展变化的客观规律,从而为达成体育科学化目标提供参照依据。

(2)对大学生体质增强的实际效果进行检查和评价。

(3)为学校体育教学训练、体质研究、运动员选材、运动处方等提供具有参考价值的依据。

(4)为医学、卫生、国防、国民经济等提供相关资料。

(5)为政府部门相关决策提供资料或者依据。

(6)为我国实施《全民健身计划纲要》贡献力量。

二、大学生体质测量与评价的目的和意义

要想尽快达到我国大力倡导的提高全民体质水平的目标,首要任务是定期系统掌握我国人民体质的实际情况和具体变化,全方位检验体质增强的实际效果。因此,必须进一步增加开展体质测量和评价的力度,加强对体质调查的研究力度,使我国广大百

姓的体质水平、人口素质得到大幅度提升,最终顺利达到民族优生的目标。

体质测量和评价是研究个体体质状况的过程中不可分割的两个环节。就大学生来说,测量是指选择客观、有效、符合实际状况、可操作的项目指标,在采取准确、经济的测量手段的同时,密切配合严密的测试方法与程序,立足于多个层面测量个体体质特征的过程。体质测量可以获得能够反映体质的基本状况的各项数据资料,为体质评价工作做好充足准备,促使体质这一抽象且复杂的概念达到具体化、数据化以及标准化的要求。评价则是指在参照收集的定性数据资料与定量数据资料的基础上,根据可靠且有限的评价理论、评价标准、评价手段来评定大学生体质优劣的过程,具体包含反映体质的某方面的单项评价以及综合反映体质水平的多项综合评价。

三、大学生体质测量的基础性知识

在实施大学生体质测量的过程中,一定要确保测量达到有效性、可靠性以及客观性的要求。在收集资料获取相关信息,完成测量任务时,一定要最大限度地发挥体育测量基本理论的指导性作用,保证所有测量工具都达到科学性要求。因此,体育测量基本理论是设计选择测量指标和实施测量不可或缺的依据。要想使测量结果达到可靠、正确的双重要求,就一定要高质量完成对测量指标和测量方法的选择工作,自始至终都严格遵循科学、简单、实用、易实施的原则。

(一)大学生体质测量量表

测量量表是指测量获取数据属性的表述规则。具备测量工具是测量与了解某类事物属性的一项基础性条件。测量量表就是一种测量数据属性的测量工具。实数列的各项属性对测量量表的表述规则有决定性作用,其三重特性分别是顺序、距离以及原点。具体来说,顺序系两个以上的实数有顺序之分;距离系两个实数之间的差距可以描述;原点系对应于零位数的那一点。

参照事物属性含实数列的具体性质,能够准确判断事物属于哪种类型的测量量表,由此决定采取哪些手段加工处理测量数据,在此基础上对处理结果展开价值判断。含实数列特性越多的一组观测值,因为其包含的信息量多,所以由此组成的量表相对高级;含实数列特性越少的一组观测值,因为其包含的信息量有限,所以量表级别会偏低一些。由此能够把测量量表划分成名称量表、区间量表、顺序量表和比例量表,具体如下:

1. 名称量表

名称量表就是将不同种类事物属性聚集在一起,量表中的所有数字都存在区别于其他数字的独立性,数字只具备标示符号的作用,换句话说就是只能发挥区别作用,数字本身并没有任何含义。名称量表中不包括实数列任一特性,换句话说就是无序、无距、无原点,该量表是众多量表中信息量最少、最低级的量表之一。

以参与体育赛事的运动员的号码为例,具体的数字仅仅是指代一个具体的人。所有参赛运动员的号码具有很大的随意性,绝大多数运动员会根据自身喜好选择号码,号码在比赛场上只能发挥区分运动员的作用,并不是运动员运动水平的象征。在同一场比赛中,一个运动员只有一个号码,一个运动员有两个号码是不可能的事。名称量表中的数字或者号码往往能够随意置换,置换后并不会使原量表性质发生变化,换句话说置换不会使量表原有结构出现变化。虽然名称量表不可以用于数字运算,但适用于数字出现次数或者频率的统计工作,此外还能用于非参数统计处理。

2. 区间量表

实数列顺序和距离是区间量表的具体特性。以顺序量表为比较对象,区间量表包含的信息量更多,是高级量表中的一种类型,这类量表不存在绝对原点,换句话说就是具备无原点的特性。但需要说明的是,区间量表存在相对原点,该参照点是结合实际需求人为制定的。

必须注意的是,区间量表一定要保证测量单位处于相互等同的关系,包括温度在内多项物理量的测量单位都是相同的。除此之外,在维持区间量表顺序和距离、原量表结构没有出现变化的基础上,相关人员能够对量表实施任何线性变换。但是,区间量表的两个测量值之间无法实施比例运算,严禁出现把一个测量值理解成是另一个测量值几倍的想法。倘若在区间量表中取任何两个数的比率,则会使原量表性质产生或多或少的变化。由于区间量表是高级量表中的一种,所以很多项统计手段都适用于数据处理工作。

3. 顺序量表

顺序量表含实数列顺序特性,但无距、无原点,其有序特性表明该量表比名称量表包含的信息量多,但依旧是低级量表中的一种。等级性特征或者序列性特征是顺序量表中各个数字的特征,但序列特征并非是说各个数字之间的距离相等。

以部分对抗性运动项目比赛结果的名次顺序为例,数字直观反映出第一名比第二名的运动成绩和运动水平更高,第二名比第三名的运动成绩和运动水平更高。比赛结束后,每支队伍的名次排列顺序直观反映了每支队伍表现出的实际水平,但每个名次之间水平的差距往往难以被定量描述出来。由于定性指标目前还无法被准确测量出来,因而名次之间的具体差异只可以凭借排序的手段实施定性描述。借助顺序量表划分等级往往能获取水平高低和实力强弱的详细信息。

从整体来说,严禁相关人员随意置换顺序量表中的数字,不然就会破坏量表的原有结构,由此使量表出现本质变化。顺序量表的适用范围是等级相关、肯德尔和谐系数以及秩次变差分析等统计运算。

4. 比例量表

比例量表具有实数列顺序、距离、原点的全部特性。因为比例量表包含的信息量最多,所以被人们界定为最高级量表。

例如,一项测量结果在比例量表上为零,则我们可以理解成某项食物不具备需要测量的属性或者特征。因为比例量表存在绝对原点,所以测量某项事物的本质就是测量该事物和另一相同测量单位(测量工具)之比。量表中的数值不但能反映两项事物或者现象的某种特性以及差异程度,还能够借助量值比例完成定量描述。

但需要注意的是,体育实践活动中应用一些比例量表的相关问题还有待深入研究。以不同水平成绩提高的难度为例,尽管进步的距离或者秒数相同,但高水平成绩提高的难度和价值一定更高一些。由此可见,在体育运动中应用比例量表还需要做进一步研究,应用过程中一定要谨记各项注意事项。

(二)大学生体质测量的测量误差

在对大学生体质实施测量时,测试者一定要尽最大努力严格把控各项测量条件,从而保证测量结果达到准确、可靠的双重要求。然而,因为测量仪器在精度、技术、手段、条件四个方面会产生或多或少的限制,所以测量过程中不可避免地会出现测量误差,换句话说就是不存在绝对准确以及毫无误差的测量。尽管相关专家和学者一直在减小误差,但只可以减少至某个程度。由此可见,参与大学生体质测量工作的人员一定要准确认识误差的来源,根据误差形成的原因与性质来找出减少误差的具体方法。比较常用的测量误差种类如下:

1. 随机误差

随机误差又称偶然误差,具体是指测量过程中因为一些主观因素或者客观偶然因素造成的,是控制难度比较大的测量误差。

随机误差得以产生的原因涉及很多方面的因素,但确实是客观存在的。一般来说,随机误差大小不固定,时高时低,但大小变化会随着测量次数的增加而反映出一定规律。一般来说,随机误差会伴随被测量的真值波动。由此可见,除了严格参照标准化测量条件要求实施规范化以及标准化的测量以外,增加测量次数同样是减少随机测量误差的途径之一。

2. 系统误差

在测量过程中,因为测量仪器没有校正至测试要求,或者过度宽松或过度严格地掌握各项测量条件,进而造成测量结果产生规律性偏大或者规律性偏小。当出现系统误差时,相关人员一定要以最快的速度纠正,有效避免数据统计结果的方向出现偏差。与此同时,针对事先已经预料到的系统误差可以实施系统修正。对于已经产生的系统误差,相关人员一定要在最短时间内察觉到,严格实施标准化测量,密切关注,定期检查,尽早发现并纠正错误,准确排除各项错误。除此之外,增加测量次数能够把因为测量方法掌握过宽或者掌握过严而形成的系统误差转化成随机误差,最终把误差降低至最小。

3. 过失误差

过失误差是指因为测试者的过失而产生的误差,具体包括测错、读错以及记错等。要想有效避免过失误差,就需要设法强化测试者的责任意识,同时适度增强测试现场的监督检查,自始至终都严格管理并执行验收制度。对于终极环节的资料整理工作,应当实施全面检查和鉴别,如此就能够避免或者减少因为过失误差造成的错误统计结论。

4. 抽样误差

抽样误差是指因为抽样环节的问题而产生样本统计量和总体参数之间的差异。在大学生体质测量的过程中,尽管要严格遵守抽样原则,但无论抽样过程中采取哪种类型的方法,在总体中抽取样本实施研究时,都不可避免地会出现样本统计量和整体参数不一致的情况。原因在于个体之间始终都存在或多或少的不同,即便选用随机抽样依旧难以避免样本统计量和总体参数之间的不同。通常情况下,对抽样误差大小有决定性影响的因素分别是样本数量大小、个体差异大小和抽样方法的合理性。由此可见,当人力、物力、时间等条件允许时,测试者一定要严格遵循抽样原则,想方设法扩大样本容量,从根本上提高样本对整体的代表性是减少抽样误差的一项可行性措施。

四、大学生体质评价的基础性知识

(一)大学生体质评价的基本形式

大学生体质评价的主要目标是:通过获取信息和比较参照标准来准确判断教学效果与训练效果,同时借助信息反馈手段为实现改进并提高教学训练质量目标提供依据。相关人员以教学训练过程中的各个阶段为依据,将大学生体质评价划分成以下三种评价形式。

1. 诊断评价

一般来说,诊断评价会利用两种测验获取相关信息,一种是编制可以体现大学生身体素质、专项基本技术、基本知识的测验,另外一种是编制和学习动机、愿望、兴趣等存在关联的各项内容的咨询量表。这两种测验手段往往会在教学训练开始之前对学生实施测验,同时严格参照获取的各类信息来和既定任务、学生实际状况进行比较,从而科学安排即将开展的教学训练计划、内容和手段,促使各类教学训练活动的实际效果有所增强。

对于诊断评价来说,重中之重是全面掌握学生在学习之前的身体素质水平、专项技术水平、理论知识储备以及初始水平;全面掌握学生在学习方面的动机、愿望、喜好以及要求;参照学生具体状况来合理制订教学训练计划,并进一步优化和完善各项计划,保证教学或训练的内容与方法具有针对性。

2. 形成期评价

形成期评价作为评价形式之一,适用于教学训练开始至结束之前的时间段内。一般来说,教师为了给组织教学或训练提供便利,会参照教学训练的整体任务、内容以及学生情况,把教学训练过程划分成很多个阶段,在此基础上制定并提出各个阶段的任务。形成期评价就是把各教学阶段的任务设定为评价参照标准,以此来编制不同形式的测验,同时伴随教学训练的实际进程来开展并实施测验。形成期评价的具体程序是收集并获取不同阶段的教学训练信息,和具体任务加以比较,明确掌握是否完成各阶段目标,在此基础上把比较与调整的信息反馈给教学训练。

形成期评价侧重于评价教学训练是否达成阶段性任务,全方位诊断实际存在的问题,在最佳时间段内把调整与改进的信息反馈给教学训练,从而为接下来的教学训练活动提供有参考价值的根据,便于教师准确、全面地掌握整个教学过程,并对教学训练实施有效控制。除此之外,形成期评价是教学训练过程中不可替代的一种方式,这种评价形式的反馈信息对师生都有积极作用。

3. 终结期评价

终结期评价作为评价形式之一,主要适用于教学训练结束时,其实施评价的参照标准是教学训练的整体任务。整个评价过程是根据整体任务来编制测验,同时在教学训练结束时进行测验,凭借测验结果对教学训练的实际水平与效果加以评价。终结期评价主要是对学生的学习成绩进行评价,借助评价来准确判定学生完成教学训练任务的具体进程,由此也能够解释学生个体之间、个体和群体之间的成绩差异。

对于教学训练的全过程来说,终结期评价是最终评价,不仅能评价学生的学习成绩,还能参照测验信息评价或者归纳教学训练过程中存在的各类问题,由此为下一轮教学训练提供切实可行的改进策略。

(二)大学生体质评价的参照标准

评价是把测量的原始成绩和具体参照标准进行比较,由此判定实际价值与意义。大学生体质评价的参照标准是根据测量属性、评价目标、评价相关理论加以选择。不难发现,测量结果大体上是客观的,评价参照标准往往是人为选择或者确定的。评价者能不能科学、准确地评价测量结果,往往与其选用的评价参照标准有很大的关系。根据具体的评价目的,能够把评价参照标准划分成相对评价参照标准与绝对评价参照标准。

1. 相对评价参照标准

相对评价参照标准也叫比较标准,具体是基于测量的原始成绩经统计方法处理而制定的参照标准之一,适用于评价受试者单项属性或者综合属性的现状。具体的评价方法是把个体原始成绩和参照标准进行对比,从而准确判定个体成绩在群体中的实际水平与具体位置。评价结果能够评价个体之间、个体和群体之间的水平差异或者位置差异,然后通过水平差异和位置差异来反映个体成绩的实际意义。

因为相对参照评价标准能够对个体的实际状况以及水平进行评价,所以制定参照标准时一定要以特定的受试者在标准化测量中获得的原始观测值,并经数理统计方法来建立评价标准。在此基础上建立的评价参照标准往往用来对同一总体样本进行评价。通常情况下,相对评价参照标准的最佳使用时间是3~5年。超过最佳使用时间以后,就有必要对相对评价参照标准实施修订,不然会出现评价结果高估或者评价结果低估的情况。

2. 绝对评价参照标准

绝对评价参照标准也叫理想标准,具体是指以教学训练的实际需求为依据,提出受试者付出努力方可实现的参照标准之一。绝对评价参照标准适用于评价个体与群体有无完成既定目标,并非是对受试者实际水平进行评价。具体的评价方法是把受试者原始成绩和预定参照标准加以比较,准确判定受试者有无达到这项标准。评价结果能够理解成有无达到标准或者达到标准的具体程度。

绝对评价参照标准和受试者学前的实际情况与水平存在或多或少的距离,而根据教学训练的实际需求提出与之对应的目标或标准,这种参照标准是理想的、具备导向性的标准。在制定绝对评价参照标准时,可以采取经验和理论有机结合的逻辑方法、趋势预测的方法和数理统计的方法。但需要重申的是,采取任何一种参照标准都一定要密切联系教学训练的实际需求、具体的评价目标以及参与测试与评价的大学生的实际状况,由此制定难度适中、切实可行的参照标准。

第二章　运动伤病的人体
科学理论研究

大学生要保持身体状态良好、体质健康的有效方式就是运动。根据大学生身体发育的特点和体质健康情况,结合运动人体科学的相关理论,有效处理大学生常见的运动伤病及其防治。通过合理的方法,将人体运动科学的理论融合,对于学生们理解运动伤病的人体科学理论有很大的帮助,并且能促使他们牢固掌握科学的运动伤病的知识,培养自我保健的能力。本章从运动解剖学、运动生理学、组织损伤的病理学和其他运动人体科学的角度,对运动伤病的人体科学进行深入地理论研究,探讨了运动与人体各系统之间的关系,为大学生常见运动伤病及防治提供理论依据和理论基础。

第一节　运动解剖学原理

一、运动解剖学的概念和内容

(一)运动解剖学的概念

人体解剖学的其中一个分支就是运动解剖学,在人体解剖学的基础上研究体育运动对人体形态结构产生的影响和发展规律,探索人体机械运动与体育动作的关系。运动解剖学是人体科学范畴中的一门基础性学科。

（二）运动解剖学的内容

1. 运动对人体器官的影响

运动解剖学主要研究人体参与体育运动后对器官组织形态结构的影响情况，主要集中在对骨、关节和肌肉的研究上，加强了对心血管、内脏、内分泌、神经及感官等方面的研究，近几年逐渐增加了对微观领域的研究。

2. 身体形态和选材形态

运动解剖学对优秀运动员的身体形态和少年儿童选材形态的基础进行研究，比如身高、体重、骨龄等形态指标，对其进行分析整理，对了解运动员的体型特点和选材具有重要作用。

3. 骨骼肌的形态结构和功能

运动解剖学研究的重点内容之一就是骨骼肌的形态结构和功能，包含研究肌肉生理横断面、肌纤维类型、关节活动中肌肉工作的特点等方面，研究不同身体练习中肌群的作用。这些研究都在一定程度上指导了运动健身、运动训练、运动康复等活动的开展。

4. 人体结构机械运动规律

运动解剖学研究人体结构机械运动规律，不仅会深入研究运动器官的机械运动规律，还研究心血管壁的弹性结构、胃肠蠕动、体位变化与内脏状态、血流的动力学变化等。这些同样也是运动解剖学需要重点研究的内容。

5. 运动损伤形态学基础

运动解剖学同时也研究运动损伤形态学，如膝关节半月板的形态结构、关节软骨和末端病的形态结构变化、椎间盘的结构及其与运动损伤的关系等。这些研究主要是了解和解释运动损伤的机制，为临床表现提供理论依据。

二、人体的基本构成

人体是一个复杂的有机体,从结构外观上看,分为头、躯干和四肢;从结构层次上看,分为皮肤、皮下组织、肌肉等组织器官。虽然人体的结构比较复杂,但是却有一定的规律。人体的各种生命活动由许多细胞构成,细胞是人体形态结构和功能的基本单位。组织是由形态结构和机能相似的细胞借细胞间质结合在一起的。几种组织结合在一起就构成了具有一定形态结构和功能的器官。结构和功能有密切联系的器官组合在一起,共同执行某种功能,就成为系统。

(一)细胞和细胞间质

1. 细胞

人体的基本形态结构和功能单位是细胞,细胞的机能特征是新陈代谢、生长、发育、繁殖、分化、衰老和死亡。

2. 细胞间质

细胞与细胞之间的物质是细胞间质,它是细胞分化过程的产物。细胞间质分为无定形的基质和纤维两类形态物质。基质是均匀的透明胶状液体,纤维包括胶原、弹性和网状。细胞间质是细胞生命活动的外部环境,它的功能有支持、联络、保护和营养。

(二)组织

1. 上皮组织

密集的细胞组成了上皮组织,其形状较为规则,间质较少,很多上皮组织覆盖在身体表面和有腔器官的表面,称为覆上皮。上皮构成腺,就是腺上皮。上皮组织的功能是保护、吸收、分泌和排泄,身体不同部位和器官的上皮具有不同的功能。

2. 结缔组织

结缔组织由细胞和细胞间质构成,细胞间质包括基质、细丝状的纤维和不断更新的组织液。结缔组织包括血液、松软的纤维结缔组织和较为坚固的软骨和骨。

3. 肌组织

肌组织分布在骨骼、内脏和心血管的位置,肌组织由有收缩能力的肌细胞组成,其中有少量的结缔组织和血管神经。其主要功能是收缩和舒张,人体的各种运动都依靠肌组织的收缩和舒张来实现。

三、运动系统

(一)骨和骨连接

人体和人体环节的运动中,骨起到了杠杆作用,骨连接发挥着枢纽作用,肌肉收缩则是运动的动力。骨和骨连接具有血管、淋巴管和神经,其形态结构会随着人体内、外环境的改变而变化。

(二)肌肉

人体的骨骼肌有 600 余块,大部分都附着于骨骼上。每块肌肉分为中部的肌腹和两端的肌腱,肌腹由许多肌纤维构成,表面包裹丰富的毛细血管网的结缔组织膜。

四、内脏

(一)消化系统

消化系统包括消化管和消化腺,其功能是消化食物、吸收营养物质和排泄食物残渣。消化就是将食物中的营养物质,通过机械磨碎和化学分解,成为结构简单和可以吸收的小分子的过程。其他维持生命的必要成分可以被消化管吸收。

(二)呼吸系统

呼吸系统包括呼吸道和肺。传输气体需要呼吸道,气体进行交换需要肺,在生命活动中总是不断地消耗氧气并产生二氧化碳,人体摄入氧气排出二氧化碳的过程称为呼吸,呼吸必须依靠呼吸系统。

(三)泌尿系统

泌尿系统是由肾、输尿管、膀胱和尿道组成的。肾是产生尿的器官,输送尿液进入膀胱的通道是输尿管,膀胱可以暂时储存尿液,尿道就是尿液排出体外的管道。

(四)生殖系统

生殖系统的功能是产生生殖细胞、繁殖后代和分泌性激素。生殖系统包括内生殖器和外生殖器,内生殖器包括产生生殖细胞和激素的生殖腺、输送生殖细胞的管道和附属腺;外生殖器是裸露于外表,可以显示性别差异和实现两性生殖细胞结合的器官。

五、神经系统

(一)周围神经系统

周围神经系统是连接中枢神经系统和身体各个部分的神经成分。周围神经系统包括脊神经、脑神经和内脏神经。

(二)中枢神经系统

神经系统中的重要组成部分就是中枢神经系统,它由脊髓和脑构成。人体各个部位包括眼、鼻、耳在内的感受器,将自身和外界信息通过周围神经及时传递到中枢神经系统。

六、感觉器官

(一)眼和耳

1. 眼

眼可以感受光波的刺激,眼由眼球和眼副器两部分组成。

2. 耳

耳又称位听器,按照位置分为外耳、中耳、内耳,内耳有感受声波刺激的蜗器和感受体位变化的前庭器,外耳和中耳有声波的传导装置。

(二)皮肤

皮肤覆盖在人体表面,身体各个部位的皮肤厚度不同,眼睑和腋窝等处的皮肤最薄,足底和手掌的皮肤最厚,皮肤直接与外界接触,有丰富的感觉神经纤维和感受器,是人体重要的感觉器官。

第二节　运动生理学原理

一、运动生理学的研究对象

运动生理学是研究机体各种功能活动的科学,是生理学的一门应用生理分支学科,主要研究人体参与体育运动后产生的各种功能活动的发展变化,研究人体通过一次练习或反复练习后,各种功能所产生的反应和适应性变化及原因,并应用于运动实践中。

体育专业的学生能够灵活运用所学的简易生理指标和理论,认识自我功能能力的发展情况,在学习阶段安排术科课外锻炼计划。在未来的工作中,科学地组织体育教学和设计运动训练计划和方案,科学地指导不同年龄段、不同性别人群进行锻炼的理论基础和监控手段,使其更加有效地提高服务对象的体适能、运动成绩和健康水平。

二、运动生理学的研究内容

(一)内环境和外环境

人生活的大气环境、自然环境等称为外环境,人体细胞所浸浴的液体环境,称为内环境,组织液和血浆构成了内环境。内环境是连接体内细胞与外环境进行物质交换的纽带,虽然体内各个细胞不与外环境直接接触,但是可以与外界环境进行物质交换,实现新陈代谢的基本功能。

外环境会不断将各个细胞需要的氧气和营养物质,通过呼吸、循环和消化系统,不断送入内环境,再进入细胞供其利用,同时将各个细胞所产生的二氧化碳和代谢废物排入内环境中,然后通过呼吸、循环和泌尿系统的活动排泄到外环境中,实现细胞和外环境的物质交换。

(二)稳定状态

在通常情况中,内环境的各种理化成分都会保持相对稳定,只会在一定范围内波动,只有内环境理化性质保持相对稳定的状态,机体才有可能生存。但是内环境理化性质相对稳定不是绝对稳定,各种物质都处于不断转换的状态中,最终会达到一种平衡的状态,也就是动态平衡。从细胞、器官、系统乃至整个人体上看,它们的功能活动通常是在变化的内外环境中保持动态的平衡,也都只是在一定范围内活动,保持一种稳定的状态。

例如,在正常状况下,人体的动脉血压等指标都保持稳定的状态,整个机体细胞、器官等都处于正常活动状态,维持生命体的基础。体温过高或者过低,都会影响机体正常的功能,严重情况下会危及生命。各器官系统相互协调可以实现稳定状态。

(三)生理功能的调节

人体处于不断变化的内外环境中,由于肌肉活动的增强,体内会产生一系列的变化,比如体温上升、二氧化碳含量增加等现象,会破坏机体稳定状态,多种相关功能活动也会出现不同程度的变化,加强了散热,使体温下降,呼吸活动增强就会排出更多的二氧化碳,一直保持相对稳定的状态。维持机体的稳定状态是在机体的功能调节控制机制的调控下,多个器官功能相互协调实现的。

(四)反馈

机体实现反射的过程中,一方面会有反射中枢向效应器传出信息,以此来激活、控制效应器的活动;另一方面,效应器也会有信息送回到反射中枢,反射中枢根据效应器的情况及时调整其对效应器的影响。由效应器回输到反射中枢这种信息,称为反馈信息,回输过程称为反馈。

(五)前馈调节

维持机体稳定状态的重要途径是负反馈调节,这样的调节方式是有缺点的,外界干扰使受控的生理活动出现偏差后,负反馈调节才能起到作用,因此会滞后一段时间才能纠正偏差。前馈调节可以弥补这一缺陷,前馈就是干扰信息作用在效应器某一生理活动的同时,通过感受器直接作用于中枢部分。

某一生理活动未出偏差而引起负反馈调节之前,对可能出现的偏差,提前发出纠正信号,使调节更具有预见性。运动员即将比赛或参加训练时,尽管肌肉活动还没有开始,但是心跳和呼吸等内脏器官已经开始活动,外环境产生的与比赛、训练有关的各种刺激通过各种感觉器官,进行前馈调节。对内脏功能发生调节的结果,提前动员具有一定惰性的内脏功能,当肌肉活动开始后,就可以迅速与之相适应,肌肉活动与内脏活动实现同步。

三、兴奋和兴奋性

一切生物体具有的基本功能是兴奋和兴奋性,有了这一功能,生物体能够对环境变化做出适宜的反应,当细胞、组织严重受损,影响到兴奋性的发生时,就不能对环境变化做出适时的反应和适应,严重时可能会危及生命。机体产生反应和适应的前提就是兴奋和兴奋性的存在。任何刺激要引起组织兴奋,刺激的强度、刺激的持续时间和刺激强度时间变化率都必须达到某一个最小值,这三个条件的参数也是相互影响,处于不断变化的状态中。

在运动训练中,运动负荷属于适宜的刺激,当运动负荷的强度达到或者超过某一个数值时,能够持续一定时间或者达到一定的频率,才能产生相应的反应或预期的适应,取得良好的健身和训练效果。

绝对不应期的存在使得每次兴奋之间都会有时间间隔,兴奋性会出现逐渐恢复、继续上升又逐渐降低的情况,直到最后恢复正常。

四、反应和适应

反应就是人体在一次运动练习中出现的暂时性功能变化,这些变化会在运动停止后消失。适应是长时间反复进行同一种练习,引起人体功能和结构出现持久性的变化,训练后不会立刻消失。这种持久性功能的出现,提高了人体的功能能力,使机体在更加激烈的运动中能够保持稳定的状态,完成训练任务,达到运动目标,提高运动成绩。

急性运动和训练引起的暂时或持久的生理变化,都是为了减少运动训练引起的对内环境理化特性稳定状态的干扰或破坏,使机体保持稳定状态。例如,长时间在热环境中运动,机体的泌汗率会提高,今后运动员如果依然在炎热的环境中运动,热刺激会升高人体体温,此时机体已经获得汗分泌增强的能力,于是汗分泌率明显提高,身体加速蒸发热量,降低了热刺激,引起体温的上升。

第三节　组织损伤的病理学研究

体育运动的过程中,会经常出现运动损伤的情况,发生损伤率最高的是肌肉和韧带损伤,其次是软骨损伤。运动损伤直接影响运动员正常开展训练和比赛,制约了充分发挥运动技术和提高运动成绩。

一、组织损伤病理学的研究对象

(一)骨骼肌损伤病理

运动导致的肌肉损伤又称为骨骼肌超微结构变化,通过取材动物组织和活检人体肌组织,观察免疫细胞化学及免疫电镜,对骨骼肌损伤后组织结构的变化进行研究。

1. 形态学变化

在运动过程中,Z盘(肌原纤维相邻两肌节交接处的盘状结构)是整个肌节中最容易受破坏的部位,会出现Z盘锯齿样变化,不同程度的Z盘流,甚至局部组织中Z盘完全消失。此外,A带主要是由肌球蛋白和部分肌动蛋白组成,是肌肉收缩过程中的基本成分。研究表明,离心运动后,肌球蛋白会发生损伤性变化。

细胞内骨架主要由 Titin 和 Nebulin 两种蛋白组成。Titin 是连接 Z 盘和肌球蛋白之间的蛋白丝。Nebulin 起源于 Z 盘,延伸至 I 带,连接于 Z 盘与 Z 盘之间,与 A 带中的 Actin 平行排列,主要作用是保持 Actin 的正常结构。

2. 运动性肌肉损伤的原因

(1)自由基升高。线粒体是细胞的能量转换系统,它在运动中消耗大量的氧,因此,它是氧自由基产生的主要部位,它和其他组织的生物膜均会受到活性氧自由基的攻击。运动中自由基增多,不仅会加速细胞凋亡,而且会引起蛋白质、核酸等生物大分子局部的氧化反应,进而造成结构的破坏及功能的抑制,如 DNA 链断裂、碱基与核糖氧化及蛋白链交联等。

(2)细胞内 Ca^{2+} 代谢异常。细胞损伤的钙过载机制,造成肌肉损伤的一个重要原因可能是胞浆内 Ca^{2+} 浓度的上升,包括细胞外 Ca^{2+} 内流、细胞内 Ca^{2+} 代谢异常和肌浆网摄取与释放 Ca^{2+} 的能力下降,以及线粒体钙超载。与此同时,钙失衡有可能引起自由基的增多,进一步影响从肌浆网释放的钙。线粒体钙超载会影响其本身的氧化代谢,抑制氧化磷酸化过程,减少 ATP 形成。

(3)肌细胞凋亡。细胞在发育、成熟、衰老的过程中,为了实现内环境的稳定,对不同有害刺激应答或疾病中所产生的一种特殊的、受核 DNA 基因控制的细胞自杀行为。肌细胞凋亡的形态学主要表现为凋亡肌细胞皱缩,每个凋亡的肌细胞转化成致密的凋亡小体,最后被邻近细胞或巨噬细胞吞噬。

3. 修复肌组织损伤

肌肉损伤后,动物的损伤部位都会出现剧烈的炎症反应,具体表现是出血、肿胀和肌纤维坏死,聚集着大量的炎症细胞,炎症反应后,肌纤维再生。拉伤后第三天,损伤部位出现再生肌管,可见肌内膜纤维化,拉伤后第七天,肌内膜进一步纤维化,疤痕组织逐渐形成。

(二)韧带损伤病理

韧带主要是连接骨与关节的骨骼韧带,韧带组织是致密结缔组织,细胞形状呈梭形,沿韧带的受力方向排列在胶原纤维束之间,胶原的含量以Ⅰ型胶原为主,Ⅲ型胶原的含量不多于10%。韧带的功能是稳定关节,支配关节的运动并防止过度运动。韧带断裂的修复受到许多因素的影响,具有组织特异性。

(三)软骨损伤病理

运动员的关节软骨损伤可能是由一次急性暴力损伤和慢性劳损而导致的。一次急性暴力损伤会引起软骨剥脱、软骨骨折的病症,挤压暴力会引发软骨的胶原纤维损伤,软骨细胞坏死,最后导致软骨的一系列病变。慢性劳损是软骨经常受到微细损伤积累的病理变化。关节软骨损伤最易发生在膝关节、踝关节及肘关节,各个不同方向的胶原纤维组成无数个网状拱形结构,当正常关节软骨受到压力时,沿胶原纤维方向分散传递,减小局部压强。

二、组织损伤的诊断

(一)组织学应用

对活检样本通过光镜及电镜观察肌肉、韧带及软骨的损伤情况,同时用免疫学方法检测特定蛋白的表达,可判定组织微细损伤的情况。出现损伤后,结蛋白表达下降,2d后结蛋白表达增加,4d后达到峰值并持续到3周之后。损伤后12h,波形蛋白表达增加,2d后达到峰值,然后下降,2周后基本消失。在波形蛋白表达下降的同时,结蛋白表达增加。

(二)生物化学应用

通过测定血清、尿液中的生物标志物,间接推断组织损伤情况。正常情况下,肌细胞膜结构完整、功能正常,肌组织中的肌酸激酶、乳酸脱氢酶极少透出细胞膜。肌肉损伤后,肌细胞膜受损,常造成血清中 CK、LDH 升高。高强度肌肉负荷后,肌肉酸痛与血清 CK 水平存在高度相关。

(三)生物力学的应用

生物力学反映了运动创伤过程中组织器官的力学性质变化,对指导运动训练和预防伤病起到越来越重要的作用。骨骼肌损伤自然愈合过程中生物力学和电生理都有不同程度的改变,存在失神经支配和神经再支配现象,探测肌电信号的变化有助于评价损伤骨骼肌修复进程和愈合质量。

三、组织损伤的治疗

(一)中医的应用

中医是我国的传统医学,是研究人体生理、病理以及诊断和防治等的一门重要科学。古代的唯物论和辩证法思想中的阴阳五行学说影响了中医的理论体系。这个理论体系的基础是整体观念主导思想和脏腑经络的生理、病理,医学理论体系是以辨证论治为诊疗特点。作为中医学的重要组成部分,中药、针灸、按摩、刮痧、火罐、小针刀等在运动损伤的治疗中起着不可替代的作用。

1. 中草药

中草药的种类繁多,治疗运动损伤的药物主要有止血药、活血化瘀药、理气药、补肝肾续筋接骨药、祛风寒湿药、清热凉血药等。使用方法有内服和外用(外敷、外洗)两大类。

2. 针灸疗法

针灸疗法是以经络学说为理论依据,经络腧穴为施治单位,以针灸刺激为治疗手段的一种方法。针灸疗法包括针刺和艾灸两部分,其中针刺法有毫针刺法、三棱针刺法、皮肤针刺法、粗针刺法及火针刺法等。

3. 按摩

运用各种不同的手法作用于机体,提高身体机能,消除疲劳和治疗疾病的一种手法。按摩是治疗运动损伤的重要方法,不仅有显著的疗效,而且非常快捷、实惠。按摩可以促进损伤部位新生毛细血管的形成和成熟,促进纤维母细胞转化为纤维细胞;促进胶原纤维合成,并使其排列规整致密,有利于伤口的愈合。

4. 拔罐

以罐为工具,利用燃烧排除罐内空气产生负压的原理,使罐吸附在拔罐的部位产生刺激,局部皮肤充血、瘀血,从而达到防治疾病的目的。

(二)西医的应用

1. 生长因子

生长因子是能促进细胞生长、增殖、合成作用的蛋白质或多肽。内皮细胞、巨噬细胞、血小板和血管平滑肌细胞能生成和分泌多种生长因子。目前已经发现的生长因子类物质有几十种,生长因子对细胞表面的一种膜蛋白有高度的特异性和亲和性,它们的结合导致受体构象发生变化和一些蛋白激酶的激活,结果将信号传导至细胞核,调控细胞的生长。生长因子有一定的趋向性,能够促进细胞的生长,刺激细胞间质的合成,有些生长因子是血管生成的刺激剂。

2. 基因治疗

基因治疗就是在细胞内插入一段目的基因,使细胞自身能够分泌原来不能分泌或分泌很少的蛋白质,从而达到治疗目的。在滑膜细胞内插入一段目的基因后,使细胞开始分泌 IL-1 受体拮抗蛋白,从而使关节软骨损伤后的炎性因子的数量减少,使骨关节病的发病延缓。在基因治疗上,多数选择 IL-1 为基因治疗的靶体。

3. 蛋白质组学

关于动物与人类骨骼肌蛋白质组学方面的研究,为采用蛋白质组学的理论与方法研究运动性肌肉疲劳与损伤奠定了基础,提供了重要理论、技术平台与实验依据。

4. 组织工程软骨

关节软骨损伤后因其自身愈合能力较低,一般不能自行修复,可利用生物工程软骨修补关节软骨破损,即以生物或人工合成的材料为载体,将培养的软骨细胞植入载体,形成软骨组织,修复缺损。

第四节　其他运动人体科学理论

一、运动生物力学

(一)运动生物力学的概念

生物力学是生物学和力学相结合的一门边缘学科,运动生物力学是将体育运动中人体复杂的运动形式及变化规律结合力学和生物学的原理进行研究的一门学科,是生物力学的一个重要组成部分。运动生物力学也是体育科学的一个重要分支,运动生物力学的理论基础主要包括力学、生物学和体育学。

　　根据力学观点,人体或生物体的运动是由神经系统控制,肌肉和骨骼系统协同作用而完成的。其在神经系统控制下,以肌肉收缩为动力、以关节为支点、以骨骼为杠杆的机械运动。运动生物力学是研究人体或生物体在外力和内部受控的肌力作用下的运动规律。

(二)运动生物力学的内容

1. 运动生物力学概论

　　阐明运动生物力学及其研究的主要任务和教学内容。大学生了解运动生物力学可以更加透彻地认识运动理论的研究与实践,明确学习的目的、任务。掌握运动生物力学的发展简史,使学生了解本学科的沿革和未来的前景,激发学生为发展我国的运动生物力学而努力学习。

2. 人体基本活动的生物力学

　　研究人体运动主要是了解人体的形态结构与机能,运动生物力学宏观地描述体育运动中的动作技术整体和环节的相对运动。教学过程中主要讲解骨杠杆原理、肌肉收缩的力学特性和功能关系,以及人体及各环节运动的基本形式和力学原理,使学生认识人体结构和机能本身的运动生物力学特征。

3. 实用力学

　　运动生物力学以力学理论为基础研究人体机械运动规律。运动中人体位移属于宏观低速运动,应用牛顿力学基本定律解释人体运动和变化的原因,对各种动作技术原理的研究主要是从实用出发。运动生物力学的基础知识,包括人体运动的运动学、动力学、静力学和流体力学,结合各种动作实例解释和应用力学知识。

4. 动作技术分析

运动生物力学主要是研究完成体育动作的力学原理和规律，提供各项运动技术的优化生物力学的参数，分析动作技术的方法和动作技术的一般原理，运用生物力学分析人体运动中的走、跑、跳、投等基本动作结构，分析动作实例的目的是巩固和加深对本学科理论知识的理解，是运动生物力学教学的重要内容。

5. 数据采集和处理

运动生物力学的相关研究会采集各种生物力学参数和变量的手段，目前已经广泛应用了物理学的先进测试手段和计算机技术，主要包括从事运动生物力学研究的基本过程和收集、整理材料的基本方法，常规的运动学和动力学测试手段，要求学生掌握人体重心测定方法，测量和分析人体转动惯量的测量和走、跑、跳等动作的地面反作用力。

二、运动生物化学

(一)运动生物化学的概念

生物化学是研究生命化学的科学，从分子水平探讨生命的本质，研究生物体的分子结构与功能、物质代谢与调节及其在生命活动中的作用。运动生物化学是生物化学的一个分支。

运动生物化学研究人体运动时体内的化学变化，包括物质代谢及其调节的特点与规律，是一门研究运动引起体内分子水平适应性变化及其机理的学科。运动生物化学从分子水平探讨运动人体的变化规律，并将这些理论应用于体育锻炼与竞技体育的实践。

生物化学研究的重要对象是人体，体育运动主要是人体的运动，运动生物化学的主要研究对象自然就是运动中的人体。运动生物化学的研究包含人体的整个运动过程,运动前、运动中和运动后,不仅研究一次急性运动机体代谢的变化,而且还研究慢性运动对机体化学组成和代谢的影响。

研究对象的范围要非常广泛,既有从事竞技体育的专业运动员,也涵盖大众体育的不同人群,不仅有基础性,也有实用性,在体育科学研究和运动实践方面有着广泛的应用价值。

(二)运动生物化学的内容

1. 评定运动人体机能

通过运动生化理论和相应的生化指标评价和监控运动人体机能,广泛应用在体育实践中,对运动负荷进行监控,合理控制运动强度和运动量,了解疲劳和恢复的程度,评定运动人体机能状态,是体育教师、健身指导员和教练员的科学助手。通过科学、准确的生化评定与监控,使运动更加科学,符合运动者的实际,更具有针对性和高效性。

2. 探讨人体变化的规律

运动生物化学探讨了人体化学组成与代谢能力对运动的适应性反应,揭示了急性运动与慢性运动体内物质代谢及其调节的特点和规律,分析改善和发展运动能力的分子机理,论证了各种锻炼、训练方法的原理。通过体育锻炼和竞技运动训练,人体化学组成会发生相应的改变,不仅体现了运动效果,也增强了体质,成为防治慢性疾病的生化依据。运动中的不同代谢物质和酶活性可产生相应的变化,通过力量训练促进肌肉蛋白质的合成,增加力量。

3. 增强运动的科学性

通过运动训练健身方法和恢复手段的理论基础及依据,科学安排运动负荷和方式,使机体的化学组成与代谢能力产生最佳的适应性变化,实现训练的效果。

采取合理的运动节奏和营养措施,加速运动疲劳的消除和机能的恢复,通过适宜的锻炼防治慢性疾病的发生与发展。引发这些疾病共同的因素就是缺乏运动锻炼。从细胞和分子水平分析这些疾病的病因以及产生作用的原理和途径,可以更好地理解这些运动的重要性。运用运动生物化学的理论可以科学地指导运动,增强运动的科学性和有效性,实现促进健康、增强体质的体育目的。

三、运动心理学

(一)运动心理学的概念

运动心理学是研究人在体育运动中心理活动的特点及其规律的科学,是心理学的分支。运动心理学的产生与发展是建立在体育运动实践及整个社会发展需要基础上的,阐明了体育运动的心理学基础。

运动心理学研究人在体育运动中心理过程的特点和规律,人的个性差异与体育运动的关系。研究体育活动对人的心理过程和个性特征产生的短期和长期影响。研究掌握运动知识、形成运动技能、进行技能训练的心理学规律。研究运动竞赛中人的心理状态问题。

运动心理学研究心理和情绪因素对运动和锻炼表现的影响,研究参加运动与锻炼所产生的心理和情绪效益。

(二)运动心理学的研究领域

1.竞技运动

运动心理学在竞技运动领域的研究主要是围绕运动队和运动员的心理服务展开的。了解影响运动员参与竞技运动时心理、情绪和行为的因素,运用心理测量、心理咨询和心理训练的手段,了解运动员在训练和比赛中的心理状态。还可以辅助运动员的选拔,帮助监控和调节运动员的心理状态,激发运动员的凝聚力,加强运动员和其他工作人员的沟通交流,促进运动表现和心理健康。

2. 大众体育

运动心理学在大众体育领域的研究主要是参加体育锻炼的动机,和体育锻炼与心理健康的关系。参加体育锻炼的动机包括参与或者推出体育锻炼的原因,影响体育锻炼动机的原因等。一次性体育锻炼对心理状态的影响,长期体育锻炼对心理状态的影响,体育锻炼促进人心理健康的机制等问题。

3. 体育教育

运动心理学在体育教育领域的研究主要是如何帮助学生掌握运动技能和增进心理健康,人们适应社会变化和发展生存能力的必要条件即掌握一定的运动技能,促进心理健康发育。

人们参与到的每一项社会活动,都开始于大脑的想法,然后付诸实践。骑自行车、打球等都是运动技能的表现。目前已经形成关于运动技能学习的单独学科,研究的问题主要包括肌肉系统与神经系统的联系、运动技能在不同肢体间的迁移等。了解和掌握运动技能学习和发展的规律,有助于人们更加有效地学习和掌握那些生存技能和发展技能。

学校体育教育注重对学生运动心理的教育,包括诱发运动兴趣、培养锻炼习惯等。欣赏体育文化,享受身体活动。发展健康人格,增强社会适应能力。体育教育领域是运动心理学研究的重要领域之一,体育教育领域的心理学研究对于促进体育教育的发展具有重要意义。

第五节　运动与人体各系统的关系

一、运动与骨

人体在长期的运动锻炼下,新陈代谢的能力会增强,血液供给得到改善,骨的形态结构和性能都得到良好的变化,更加适应运动项目的要求。这些变化使得骨更加粗壮和坚固,提高了骨的抗折、抗弯等性能。运动对骨会产生显微结构的影响,骨质疏松组大鼠骨小梁数目显著变少,小梁间距离变大,吸收孔的大小不同,形状各异,骨小梁变细而且厚薄不匀。

不同类型的运动项目对骨也会产生不同的影响。肌肉收缩对骨产生的刺激远远小于直接的重力负荷,通过长期运动或一般性运动中适当附加的重力负荷,更加有利于提高骨量。运动对骨的影响主要是应力和内分泌的调节。适宜的体育运动可以使骨的形态结构和功能产生良好的变化,但是停止体育运动后,骨所获得的变化就会慢慢消失。

长期适宜运动可使关节表面的骨密质增厚,关节面软骨增厚,从而能承受更大的负荷,还可以使关节囊增厚,韧带和肌腱增粗,胶原含量增加,单位体积内细胞数目增多。

二、运动与骨骼肌

人体的骨骼肌主要附着在骨骼上,人体表现出来的各种运动模式是在神经系统的支配下完成的,通过骨骼肌的收缩牵动骨骼。很多体育运动的动作都是在骨骼肌的协同工作下完成的,同时改善和提高了骨骼肌的形态、结构和功能。

运动可以使肌肉体积增大,特别是力量训练,不同的专项运动对不同部位肌肉体积的影响不同,肌肉体积的增大是由于肌纤维增粗导致的。

运动训练的性质不同,对线粒体的影响也不同,其中耐力训练的影响最大,力量训练的影响最小。经过长期的耐力训练后,都可使快肌纤维和慢肌纤维中线粒体数量有所增加。因线粒体是细胞的供能中心,线粒体数量的上升可以满足耐力训练时的能量要求。

运动会改变骨骼肌内毛细血管的数量和形态,通过系统的训练,肌纤维间的毛细血管平均分配数量变多。静力负荷训练使毛细血管迂曲的行程明显;动力负荷训练使毛细血管分支吻合增多,对毛细血管的形态影响不是很明显。

体育锻炼还可以使肌肉组织内的化学成分发生变化。肌红蛋白和酶蛋白的增加会提高肌肉携带氧和利用氧的能力;肌糖原、肌球蛋白、肌动蛋白的增加则可以提高肌肉的收缩力。

体育锻炼增加肌肉力量的效果非常明显,在运动训练初期,肌肉力量的增加是由于改善了神经对肌肉的调节,使单位时间内运动单位的动员数量得到增加。长时间的运动训练,可通过增加肌肉的横断面积,并最终增加肌肉力量。

三、运动与能量代谢

人体进行一切活动的基础是能量,没有能量供给,肌肉无法收缩,生命停止。人体通过消化将外界摄入的大分子的营养物质转换成小分子并吸收,在体内形成一系列生化反应,合成人体新的组成成分,将能量物质储存在体内,称为物质代谢。机体储存的能源物质释放能量,供机体利用来完成各种生理功能,被称为能量代谢。

经常从事中小强度的体育锻炼,会使胃肠蠕动增强,消化液分泌增多,食欲增加,对胃肠道功能有着良好的保护作用,还会使结肠癌的发病率降低 50% 左右,防止便秘、胆结石等病症的出现。

适量的体育活动减少了食物在肠道内的滞留时间,阻碍了结肠黏膜和一些致癌物质的结合。

但是体育运动又会引起血液的重新分配,使运动器官血管扩张,提高血液流量,消化液分泌减少,造成消化和吸收能力下降。运动前后 30min 内都不宜进食,进食会引发胃肠血管扩张,引起骨骼肌与消化管争夺血液,影响运动时的血液重新分配。

四、运动与氧运输系统

(一)呼吸系统

运动时机体代谢旺盛,呼吸加深加快,肺通气量增加,以适应机体代谢时的需要。运动过程中通气量上升有一个过程,运动开始前,通气量稍有上升,运动开始后,通气量先突然升高,进而再缓慢升高,随后达到一个平稳水平,当运动停止时,通气量先骤降,继之缓慢下降至运动前水平。

肺换气机能的变化主要通过氧气的扩散和交换而实现。氧通气当量是评价呼吸效率的一项重要指标,氧通气当量低说明氧摄取效率高。正常人安静时氧通气当量为 24,安静时的氧通气当量不因训练而改变。运动时在相同的吸氧量情况下,运动员的肺通气量比无训练者要少;在相同肺通气量情况下,运动员的吸氧量较无训练者要大。

(二)心血管系统

随着运动训练强度的增强,心肌结构增强,心功能提高,但是运动量增大会导致结构损伤、破坏,机能下降。长期坚持适宜的体育锻炼或训练,可使心脏的重量和体积增大。一般耐力项目运动员心脏为离心性肥大,以心腔扩大为主并伴有心壁增厚,力量项目运动员心脏为向心性肥大,并以心壁增厚为主。

运动性心肌肥厚主要表现在心肌细胞的肥大和间质成分的改变。心肌细胞结构改变主要表现在心肌纤维增粗、肌节变长、线粒体致密,线粒体体积增大,线粒体嵴密度增加。

适宜的运动可导致动脉管壁中膜增厚,弹性纤维和平滑肌增厚,血管壁的弹性增强,搏动有力,有利于血液流动,改善心脏微循环,扩张心肌毛细血管,心肌细胞氧气与营养物质供应丰富,心脏的代偿功能提高。

运动可以增厚动脉血管壁,增加平滑肌细胞和弹性纤维,适宜的运动负荷促使血管内皮细胞呈现自然流畅的梭形和线条排列,符合流体力学原理,利于血液流动。运动可以扩张冠状血管,增粗口径,改变冠状血管平滑肌组织的钙调控,诱使冠状动脉转运能力提高。

五、运动与神经系统

人体内最重要的调节系统就是神经系统,体内各个器官、系统功能的实现,以及学习各种运动技能,都是在神经系统直接或间接的控制下完成的。通过神经调节,人体各个系统和器官对内、外环境的变化迅速做出适应性反应,调整功能状态,满足生理活动的需要,维持生命机体的正常活动。

运动可以促使大脑皮质厚度增加,蛋白质含量增加,新的血管生成,轴树突分支增多,单位长度树突的树突棘增多。运动是一种典型的应激,边缘系统是介导应激的重要中枢,海马体是边缘系统的重要组成部分,下丘脑调节内分泌的变化过程对下丘脑的影响非常深远。大强度运动后,由于缺血缺氧或者某些代谢产物的影响,海马体的结构和功能就会受到不同程度的损伤。

适量的体育运动和正常的神经系统功能是保证运动质量和保持运动能力的重要因素,过度运动会导致神经细胞线粒体损伤,影响运动质量和运动能力,引起组织细胞的早期衰老和凋亡。

六、运动与免疫系统

适度运动可以提高机体非特异性免疫功能,增强中性粒细胞的吞噬能力,提高机体内抗体水平,降低上呼吸道感染性,预防癌症等的发生,提高机体的免疫力和抗病能力。

经常适量运动有利于提高机体免疫细胞的活力,还可以提高机体内抗体水平,改善免疫功能。大强度的耐力运动后,淋巴细胞的数量、增殖能力和活性均有所降低,且运动对 T 细胞活性影响明显,对 B 细胞活性影响不明显。大强度运动可以降低中性粒细胞的功能,尤其是杀菌功能。

激烈运动或过度训练,会导致运动员出现运动性免疫功能低下,神经内分泌免疫调节功能紊乱,上呼吸道感染的发病率增高,免疫抑制细胞激活,削弱对疾病的抵抗力,产生免疫抑制因子,甚至发生突发性心肌炎这类突然致死的急性病毒性感染,应尽量避免过度训练。

在训练过程中,为了保护机体和促进机体免疫功能尽快恢复,人们常采取营养调理、中医药调理等措施。运动前、运动中和运动后均要适当补充糖,补充谷氨酰胺,补充抗氧化物,补充微量元素。中医药免疫调理的基本思路是扶正祛邪、调整阴阳。利用补益法从补气、补血和补阳入手,扶正气,提高免疫功能。运动员还可以进行自我调理:心理和精神调理,食物调理,保持生活规律,保证充足睡眠,避免过度训练。

第三章　运动伤病的规律特点

运动伤病与运动专项有密切的联系,不同运动项目中容易发生运动伤病的部位不同,常见运动伤病在不同运动项目中的发生频率也不同。大学生在参与不同项目的锻炼中,掌握从事项目的专项特点及要求,了解运动伤病的特点及其与运动项目的关系,可以有效预防运动伤病,提高锻炼效果和身心健康水平。本章主要就运动伤病的规律特点展开研究,主要内容包括运动伤病部位与运动专项特点的关系、运动伤病在身体各部位的分布情况,以及运动伤病的特点。

第一节　运动伤病部位与运动专项特点的关系

一、运动伤病与运动专项特点的关系

由于各项运动都具有各自的技术要求,再加上人体不同部位特殊的解剖生理特点,所以不同的运动项目各有不同的易伤部位和专项多发病,了解和掌握运动创伤的发病规律,对预防、诊断和治疗伤病都具有重要意义。

从潜在因素来说,引起运动专项损伤的原因主要有以下两个方面:

(1)不同运动项目的特殊技术要求。

(2)身体某些部位本身就存在生理弱点。

如果以上两个方面不相适应,就会导致运动伤病的发生。

例如,体操运动员经常会做一些大幅度转肩、悬吊等动作,肩部承受很大的牵拉力,在完成这些动作时,需要肩袖等肌肉群来维持肩关节的稳定性,长期如此,运动员容易得肩袖炎。

再如,篮球、排球、足球三大球运动中,运动员的膝关节最容易受伤,因为运动员在完成一些基本动作时,膝盖总是在半屈曲位活动并发力,如屈伸、扭转等,而这个角度又是膝关节本身的生理弱点,稳定功能差,所以只要关节稍微向内向外做旋、翻等动作,就容易发生扭伤。

此外,短跑、跨栏运动员的大腿后肌群容易出现伤病,主要就是因为运动员在运动中大腿需要不断向前摆动或用力向后蹬地,久而久之,就容易伤到大腿后肌群。

二、不同运动项目的损伤易发部位及常见损伤

伤病发生部位与运动项目专项技术特点有关,所以不同运动项目的常见损伤及易伤部位有一定的差异。下面具体分析常见运动项目的损伤易发部位和常见运动损伤。

(一)体操

体操是运动损伤发生较多的项目,其原因主要是体操的动作技术较复杂,且大多在器械上练习,一旦失手就极易受伤。此外如果器械不符合要求,保护与自我保护方法不当,训练安排不合理,如长时间大运动量的训练使身体及精神疲劳,不仅能引起急性损伤,也是慢性劳损的重要原因。体操的运动损伤可以简单地分成慢性劳损伤和急性意外伤。而从损伤部位来看以上肢最多,这是由于体操运动由上肢支撑、悬吊体重并完成各种复杂动作及超强度负重,故上肢最易受伤,尤其是肩、肘、腕部是主要受伤部位;其次是下肢,主要发生在膝和踝关节处,各种弹跳翻腾、器械下法落地,膝踝都要承受很大的冲击,很易引起急性扭伤及劳损

伤;躯干部,主要是发生在腰部。

(二)田径

田径运动包括跑类运动、跳类运动和投掷运动。不同项目中容易发生损伤的部位和损伤性质有所不同,具体分析如下:

1. 跑类运动

(1)短跑。短跑运动中常见的损伤有足踝腱鞘炎、跟腱纤维断裂及大腿后部屈肌拉伤。

(2)中高速跑。运动员在中高速跑中,足底承受的负荷比体重要大几倍,在力的传导作用下,膝关节同时要承受压迫力和回旋力,所以髌腱、髌骨、膝关节周围软组织等部位都很容易受伤。

(3)长跑。在长跑运动中,比较常见的损伤有擦伤,因摔倒所致。此外也有发生骨折的可能,一般倒在跑道边沿上时会出现这种严重的损伤。

(4)马拉松。马拉松运动中,足趾挤压伤、胫前肌腱鞘炎以及膝外侧综合征等损伤比较常见。建议运动员合理选择运动裤和跑鞋。

(5)跨栏跑。跨栏运动中,髌骨软骨病、腰痛及大腿后肌肉群拉伤等伤病最容易出现,运动员必须以正确的姿势跨跳。

2. 跳类运动

在跳类运动中,运动员完成跳跃动作后落地时会受到比较大的冲击力,此时股四头肌的收缩也比较强烈,主要是为了使膝关节能够保持稳定和一定的角度,所以膝关节也需集中应力,这就很容易发生韧带损伤及半月板损伤。在跳跃背伸动作中,如果动作过于频繁,容易引起腰椎损伤、腰部肌肉疼痛等症状。

3. 投掷运动

投掷类运动中,项目不同,最常见的损伤也不同,下面具体分析不同投掷项目的常见损伤和易受伤部位。

(1)掷铅球。在投掷铅球项目中,指屈深肌腱拉伤、掌指关节扭伤、蚓状肌拉伤等运动损伤最容易出现。此外,投出铅球的瞬间,要突然侧倾也会造成左侧腰方肌拉伤。有些运动员也会在训练时发生髌骨软骨病,主要是因为他们频繁屈膝以增加后蹬力量。

(2)掷标枪。掷标枪运动要求运动员的肩、肘、腰、膝等部位既要有力量,又要灵活,主要是这些部位发力和参与运动,所以最易受伤的也是这些部位。

(3)掷链球。在掷链球项目中,斜方肌拉伤是最常见的损伤。

(4)掷铁饼。铁饼运动员掷铁饼时,经常要在膝半蹲位支撑扭转、发力,所以最容易出现伸膝腱膜炎、髌骨软骨病这两种运动伤病。

(三)球类运动

1.足球

足球运动是下肢运动项目,所以足球运动员的下肢部位最容易受伤。足球运动员发生损伤的概率是比较高的,而且有很多是急性损伤,如擦伤、挫伤等。在足球急性损伤中,按出现频率来看,踝关节扭伤最为常见,大腿肌肉拉伤、挫伤排其次,膝关节损伤排第三。

2.篮球

篮球运动中,腰、膝、踝等部位是损伤发生的主要部位。最常见的损伤是急性损伤,如腕部舟状骨骨折、手指挫伤、膝关节韧带及半月板损伤、踝关节韧带骨折等,主要由跌倒、落地不稳、冲撞等原因而引起。另外,髌腱腱周炎、髌尖末端病和髌骨软骨病等慢性损伤也比较常见。

3.排球

肩、膝和腰是排球运动员发生运动损伤的集中部位。此外,手指关节扭伤、脱位及骨折等损伤也比较常见,主要发生在拦网动作中。

(1)肩伤。按排球运动中肩部损伤的发生频率来看,排第一的是肩肱二头肌腱鞘炎、肩袖损伤,肩胛上神经麻痹排第二,运动员扣空球、扣球技术不规范或过度劳累是引起这些损伤的主要原因。

(2)腰伤。排球运动员扣球时,腰过伸会引起腰伤,如腰肌劳损、腰椎间盘突出等。

(3)膝伤。排球运动员跪地救球时,因髌骨受到强烈撞击而易导致膝伤,最常见的有髌骨软骨病、股外侧头末端病等。韧带伤、半月板撕裂等是排球运动中出现频率较高的膝急性损伤。

4. 网球

网球运动中的损伤集中发生在脊柱、肘、肩、腕、膝、足踝等部位。

在网球运动中,运动员长时间处于腰前倾、膝半屈状态,以便及时移动到位,顺利进攻或防守,所以腰部、膝关节容易受伤,常见有髌腱末端病、膝部劳损性髌骨软骨病、腰部劳损性肌肉筋膜炎等。此外,网球运动员踝关节也经常发生急性扭伤。

5. 羽毛球

羽毛球运动是强对抗性运动项目,对运动员的反应能力、关节柔软性、肌肉爆发力等有很高的要求。所以这项运动中损伤发生的集中部位在肩、腰、膝、踝等处。

(1)肩伤。羽毛球运动中,运动员大力抽杀或在不同方向移动救球时,肩袖腱承受较大的牵拉力,长时间反复摩擦容易造成肩部损伤,其中以肩袖损伤最为常见。

(2)腰伤。羽毛球运动员大力抽杀球时,腰部不断伸屈扭转,容易受伤,腰背肌筋膜炎是羽毛球运动中最常见的腰部损伤,此外比较常见的还有腰椎横突末端病。

（3）膝伤。羽毛球运动员在训练或比赛中反复跳跃、冲跑，容易造成膝部损伤，如髌骨过劳性损害等。

（4）踝伤。羽毛球运动中，运动员突然制动、起跳等都可能引起足踝损伤，如跟腱劳损、急性韧带损伤、舟骨骨折等。

6. 乒乓球

据相关调查报告显示，腰部损伤在乒乓球运动损伤中占首位，膝关节损伤排其次，肩关节损伤排第三，最后是足踝部损伤。

（1）肩关节损伤。乒乓球运动中，运动员大力扣杀、长时间进行单一动作练习时，容易造成肩关节损伤，比较常见的有肩袖损伤、肱二头肌长头肌腱炎症等。

（2）腰部损伤。乒乓球运动员在场上经常做快速突然的回旋活动容易造成腰部损伤。此外运动员过度使用腰肌也容易造成腰伤，比较常见的有腰肌劳损、腰椎间盘突出症、腰椎椎弓崩裂等。

（3）膝部损伤。乒乓球运动员常见的膝部损伤有半月板损伤、膝交叉韧带损伤等，这主要是由负重在单侧下肢时躯体突然旋转而造成。

（四）水上运动

在帆船、皮艇、赛艇、划艇等水上运动中，运动员腰、膝部受力重，所以这些部位容易受伤。

1. 帆船

帆船运动员在操帆过程中，如果风的阻力很大，运动员的身体必须像弓一样悬在船外才能克服风的强大阻力，使船保持平衡，这时运动员腰、膝的承受力非常大，所以容易受伤。最为常见的是髌腱劳损、髌骨劳损及腰肌劳损。

2. 皮艇

皮艇运动员不仅要用力伸腰、屈腰，还要转体，所以腰部承受很大的力,容易受伤。此外,皮艇运动中,拉桨最后的蹬腿环节需要运动员膝部用力,因此这一部位也容易受伤。常见的损伤有髌腱腱周炎、腰背肌筋膜炎等。

3. 赛艇

赛艇技术动作要求运动员腰部快速反复屈伸,同时下肢蹬腿动作也要求运动员膝部快速反复屈伸才能完成。腰、膝快速不断地屈伸容易造成很大的压力,所以这两个部位易受伤。常见的损伤有髌骨软骨病、腰背肌筋膜炎等。

4. 划艇

划艇对身体姿势的特殊要求是,前腿屈膝半蹲用力,后腿跪在甲板上,膝关节直接受力,所以划艇运动员膝部容易受伤,常见的是髌前滑囊炎。此外,皮艇运动与划艇运动有相似之处,皮艇运动中的常见伤病也多出现在划艇运动中。

(五)举重运动

举重运动中,运动损伤主要集中在肩、肘、腕、腰、膝等部位。按照发生损伤的频率来讲,从高到低依次是膝部(伸膝筋膜炎、髌腱腱周炎、髌骨末端病等)、腕部(腕关节滑膜炎等)、腰部(腰肌筋膜炎、肩峰下滑囊炎等)、肩部(肩袖损伤等)和肘部(肘损伤性滑膜炎等)。

(六)拳击

拳击运动中,面部、腹部是主要打击部位,所以这些部位很容易受伤,此外攻击者的手腕也容易受伤,如常发生手骨骨折、腕关节扭伤等现象。

脑部损伤、颈部损伤在拳击运动中也比较常见,而且这些损伤的症状比较严重,甚至容易致残。有生命危险的急性硬膜下出血、急性脑外伤、脑挫伤、脑震荡等急性损伤在拳击运动中也较为常见。

(七)散打

和拳击运动相比,散打的运动损伤相对较少。膝、踝、足是损伤集中部位。这主要是因为散打运动员频繁做上下肢攻击摆腿、单腿支撑、360°转体等动作。腰椎横突末端病、膝半月板损伤、踝腓侧副韧带损伤等是散打运动中的常见损伤。此外,牙齿损伤、"摔跤耳"等损伤在散打运动中也偶尔出现。

(八)自行车运动

自行车运动中的损伤以急性损伤为主,常见的有皮肤擦伤、裂伤、肩锁关节脱位、锁骨骨折及脑震荡等。除此之外,髌骨软骨病、腰肌劳损、腓总神经麻痹、尺神经麻痹等是自行车运动中常见慢性损伤或劳损,运动量过大、车座高低不适等是造成这些损伤的常见原因。

三、常见运动疾病在不同运动专项中的表现

(一)过度紧张

过度紧张是指在体育健身、训练或比赛时,运动负荷超出了机体所能承受的能力而引起的病理状态。一般会在训练或比赛后立即或较短时间内发病。在运动中,运动比赛经验不足、体育锻炼基础差、长期中断训练或有某种疾病的人往往会出现过度紧张的现象。尤其是患有高血压、心脏病的人,如果勉强去完成剧烈的运动或比赛,都可能发生过度紧张。

过度紧张多在田径(短跑、中长跑、马拉松)、滑冰、游泳、球类(篮球、足球)、自行车、举重和拳击等运动项目中出现。主要是因为这些项目容易使运动员胸腔及肺内压急剧增加,造成脑供血不足。

(二)肌肉痉挛

肌肉痉挛俗称抽筋,是指肌肉发生不自主的强直收缩的一种症状。肌肉痉挛在运动中较为常见,其中腓肠肌是最容易发生痉挛的肌肉,其次是足底的屈拇肌和屈趾肌。痉挛的肌肉僵硬,剧烈疼痛、肿胀,肌肉的运动能力和柔韧性降低,肌肉痉挛所涉及的关节功能也会发生一定的障碍。

肌肉痉挛多出现在游泳、长跑、举重及足球等运动项目中,其与这些项目运动时间长、运动强度大的专项特点有关。

(三)运动性高血压

血压又称为体循环动脉血压,分为收缩压和舒张压。高血压是指在静息状态下动脉收缩压或舒张压升高的一组临床症候群。临床上多见于原发性高血压和症状性(肾脏、内分泌、血管疾病等)高血压。运动性高血压是指在一定的运动负荷下,在运动过程中或刚刚结束时,收缩压大于或等于140mmHg,舒张压大于或等于90mmHg的一组临床症候群。高血压在一般人群中的发病率在5%左右。

足球、投掷、举重及健美等运动项目中容易发生运动性高血压。这些运动专项运动训练量大,容易引起收缩压和舒张压升高。

(四)运动性贫血

血液中红细胞计数(RBC)或血红蛋白浓度(Hb)低于正常值,即贫血。因运动引起的这种血红蛋白量的减少,即运动性贫血。运动性贫血是从事长时间、大强度训练的运动员中常见的一种运动性疾病,多见于田径、篮球和排球等运动项目。女运动员因生理原因更易患运动性贫血。

球类(篮球、排球)、田径(竞走、长跑、马拉松)等运动项目中常出现运动性贫血,这与这些项目运动时间长、强度大有关。此外,运动性贫血也多发生在柔道、摔跤、举重、跆拳道等运动项目中,主要是因为从事这类项目的专项运动员需要控制饮食,维持较轻体重。

（五）运动性晕厥

昏厥是由于脑血流暂时降低或血中化学物质变化所致的意识短暂紊乱和意识丧失。运动性晕厥是指在大强度的运动训练或激烈的比赛中或比赛后,由于大量血液分布于下肢等多种原因而引起的一时性脑供血不足,或脑血管痉挛所致的短暂意识丧失状态。发作时因肌张力消失不能保持正常姿势而倒地。

通常在田径(长跑、马拉松)、球类(篮球、足球、网球、冰球)、冰雪项目(滑冰、长距离滑雪)、公路自行车、举重等运动中会发生运动性晕厥,其与这些项目运动强度大,容易导致心肌耗氧量增加和脑供血不足等专项特点有关。

（六）运动性头痛

运动性头痛是指因运动负荷过大、运动强度增加过快,身体机能紊乱所导致的一种疾病。运动性头痛是用力性头痛的一种类型,它与胸内压力升高、全身血压骤然升高,以及血管活性物质等有关。

运动性头痛在中长跑、球类(网球、壁球)、滑雪(高山滑雪、越野滑雪)等运动项目中较为常见。主要是因为这些运动比较剧烈,容易导致血压升高、静脉窦扩张,从而引起运动性头痛疾病。

（七）运动性腹痛

运动性腹痛,是指运动员在训练和比赛中,因生理和病理原因而发生腹部疼痛的一种疾病。运动性腹痛多是因肝脾瘀血、胃肠痉挛和膈肌痉挛所致。

一般在体操、田径(中长跑、马拉松)、球类(排球、篮球)、自行车等运动项目中比较常见运动性腹痛。这些运动项目强度比较大,如果心血管系统机能水平难以适应,则会加重心脏负荷,最终诱发运动性腹痛。在篮球等球类项目中,双方的碰撞不可避免,冲撞、足踢等钝性暴力容易造成运动性腹痛。

(八)运动性哮喘

运动性哮喘又称运动诱发性哮喘,是指在剧烈运动后出现的大、小气道阻塞的严重程度与气管过度反应性直接相关的一种疾病。运动性哮喘是支气管哮喘的一种特殊的表现类型。运动可作为一种单独的诱因或为多种诱因的一种。有些人在运动后虽然不会出现典型的哮喘,但是会出现支气管痉挛,因此有学者也会采用运动性支气管痉挛这一术语。寒冷的天气在户外从事登山、滑冰、球类等运动项目容易出现运动性哮喘。

(九)血管运动性鼻炎

血管运动性鼻炎是指植物神经、内分泌系统对鼻黏膜血管、腺体功能调节失衡所引起的一种高反应性鼻部疾病。血管运动性鼻炎是与运动有密切关系的一种特殊性鼻部疾病。一般在田径、球类(篮球、足球、排球)、划船、游泳及自行车等运动项目中多发生血管运动性鼻炎。

(十)运动性血尿

运动性血尿又称为行军性血红蛋白尿,是指健康人在运动后出现的一过性血尿,经临床检查、化验检查以及特殊检查找不到其他原因者,属于功能性血尿。运动性血尿又称为"运动员肾""运动性假性肾炎""足球血尿"等。运动性血尿常出现于运动负荷量大和运动强度高的运动项目中。

在田径(竞走、长跑、三级跳)、球类(足球、篮球)、拳击等运动负荷量大、运动强度高的运动项目中常出现运动性血尿。例如,在长跑、篮球运动中,运动员需要连续长时间做蹬地动作,长期如此容易造成肾脏下移,肾静脉与下腔静脉交叉处容易扭曲,从而引起运动性血尿的发生。

(十一)运动性蛋白尿

运动性蛋白尿是指健康人在运动后出现的一过性蛋白尿,属于功能性蛋白尿(或良性蛋白尿)。运动性蛋白尿常出现在运动负荷量大和运动强度高的运动项目中。在长跑、游泳、长距离自行车、足球等运动量大、运动强度高的运动项目中常出现运动性蛋白尿。

(十二)运动性低血糖

血糖是血液中各种单糖的总称,主要是葡萄糖,以及半乳糖、果糖和甘露糖等。正常人清晨空腹时静脉血糖浓度为$3.89\sim6.11mmol/L(70\sim110mg/dL)$。在临床上,低血糖是指空腹时血糖浓度低于$2.80mmol/L(50mg/dL)$的一种症状。运动性低血糖是由于运动时间过长、运动量过大。血糖利用过度,葡萄糖过量消耗所引起的一种临床综合征。

在长跑、马拉松、长距离滑雪(滑冰)、公路自行车等时间长、运动量大的运动项目中常出现运动性低血糖。在这些运动中,会大量消耗体内血糖,如不及时补充,容易造成低血糖。

(十三)运动性中暑

运动性中暑,是指肌肉运动时产生的热超过身体能散发的热而造成运动员体内的过热状态。运动性中暑是中暑的一种,由运动导致或诱发。

在炎热的季节从事长跑、越野跑、马拉松、铁人三项、足球等运动时,容易中暑。在高热环境中,体内产热较多,又不易散热,所以会使体温升高,水、盐代谢紊乱,对生理机能造成严重影响。

(十四)运动性猝死

世界卫生组织(WHO)认定,猝死是急性症状发生后即刻或者 24h 内出现的意外死亡。运动性猝死又称为急死,是指运动员或进行体育锻炼的人在运动中或运动后 24h 内发生的非创伤性意外死亡。运动性猝死又可分为心源性猝死和脑源性猝死。其中,心源性猝死占运动性猝死的绝大多数;脑源性猝死多是由于脑血管畸形、动脉瘤、动脉硬化、高血压而发生。

运动性猝死多见于田径(短跑、中长跑、跳高)、大球、游泳、自行车等运动项目中。主要是因为剧烈运动时,容易引起心肌代谢性坏死,导致心肌缺氧、心律失常、心脏停搏,进而发生运动性猝死。

(十五)运动性冻伤

运动性冻伤是由于寒冷作用于机体引起的体温调节功能障碍,血液循环和组织代谢不良引起的局部组织损伤以致体温下降。

冬季在户外长时间参加滑雪、滑冰、冰球、长跑及登山运动,容易出现运动性冻伤。冬季气候寒冷,局部血液循环不畅,导致血管收缩、痉挛,组织缺氧,局部水肿,进而发生冻伤。

第二节　运动伤病在身体各部位的分布情况

一、人体的基本构成

(一)人体的平面构成

从解剖学角度分析,人体主要由一些基本的轴和面构成,人体的平面构成如图 3-1 所示。

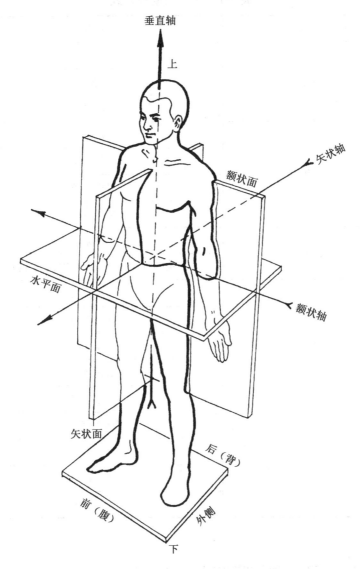

图 3-1　人体的平面构成

(二)人体的成分构成

人体的成分构成见表 3-1。

表 3-1 人体的成分构成

人体的成分	构成部分
细胞	细胞膜
	细胞核
	细胞质
组织	上皮组织
	结缔组织
	肌肉组织
	神经组织
血液	血浆
	血细胞（红细胞、白细胞、血小板）
系统	呼吸系统
	神经系统
	免疫系统
	消化系统
	泌尿系统
	内分泌系统
	生殖系统
	循环系统
	运动系统

二、常见运动伤病在人体的分布

如图 3-2 和图 3-3 所示的是常见运动伤病在人体正面与背面各部位的分布及常出现在哪些运动中。

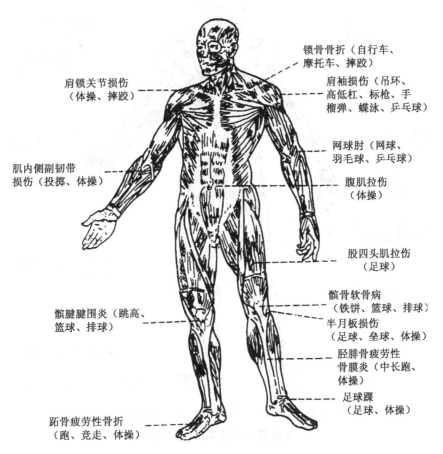

锁骨骨折（自行车、摩托车、摔跤）

肩袖损伤（吊环、高低杠、标枪、手榴弹、蝶泳、乒乓球）

肩锁关节损伤（体操、摔跤）

网球肘（网球、羽毛球、乒乓球）

肌内侧副韧带损伤（投掷、体操）

腹肌拉伤（体操）

股四头肌拉伤（足球）

髌骨软骨病（铁饼、篮球、排球）

半月板损伤（足球、垒球、体操）

髌腱腱围炎（跳高、篮球、排球）

胫腓骨疲劳性骨膜炎（中长跑、体操）

足球踝（足球、体操）

跖骨疲劳性骨折（跑、竞走、体操）

图 3-2 常见运动伤病在人体正面各部位的分布及常出现在哪些运动中

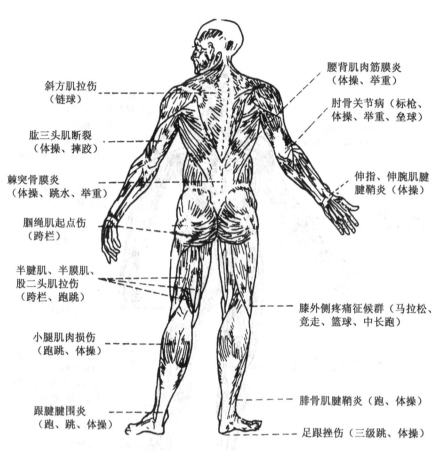

斜方肌拉伤
（链球）

肱三头肌断裂
（体操、摔跤）

棘突骨膜炎
（体操、跳水、举重）

腘绳肌起点伤
（跨栏）

半腱肌、半膜肌、
股二头肌拉伤
（跨栏、跑跳）

小腿肌肉损伤
（跑跳、体操）

跟腱腱围炎
（跑、跳、体操）

腰背肌肉筋膜炎
（体操、举重）

肘骨关节病（标枪、
体操、举重、垒球）

伸指、伸腕肌腱
腱鞘炎（体操）

膝外侧疼痛征候群（马拉松、
竞走、篮球、中长跑）

腓骨肌腱鞘炎（跑、体操）

足跟挫伤（三级跳、体操）

图 3-3　常见运动伤病在人体背面各部位的
分布及常出现在哪些运动中

三、人体不同部位的常见损伤

人体不同部位的常见运动损伤有哪些，见表 3-2。

表 3-2 人体不同部位的常见运动损伤

身体部位	常见运动损伤
头部	头皮裂伤
	头皮血肿
	头皮撕脱伤
	颅底骨折
	颅盖骨骨折
	脑震荡
	脑挫裂伤
	颅内血肿
	原发性脑干损伤
	弥散性轴索损伤
面部	鼻区损伤
	眼区损伤
	耳区损伤
	颧骨和上颌骨损伤
	下颌区损伤
颈部	颈椎病
	寰枢椎半脱位
	颈椎小关节错缝
肩部	肱骨外科颈骨折
	肱骨大结节骨折
	肩关节脱位
	肩锁关节脱位
	胸锁关节脱位
	肩袖损伤
	锁骨骨折
	肱二头肌长头肌腱鞘炎
	冈上肌钙化性肌腱炎
	肩关节周围炎
	肩峰下滑囊炎

身体部位	常见运动损伤
肘部	肱骨髁上骨折
	肱骨内上髁骨骺分离与骨折
	肘关节后脱位
	桡骨小头半脱位
	肱骨内上髁炎
	肱骨外上髁炎
	肘管综合征
	创伤性前臂伸肌腱周围炎
	旋后肌综合征
手腕部	腕三角纤维软骨损伤
	腕部扭挫伤及骨错缝
	尺管综合征
	腕管综合征
	掌指关节侧副韧带损伤
	桡骨茎突狭窄性腱鞘炎
	腱鞘囊肿
腰部	慢性腰部损伤
	急性腰部损伤
	腰椎小关节错缝
	腰椎间盘突出症
	腰骶关节扭伤
	腰椎管狭窄症
髋及大腿部	髋部滑囊炎
	髋部扭挫伤
	坐骨结节滑囊炎
	梨状肌综合征
	股内收肌拉伤
	弹响髋
	股后侧肌群拉伤
	股四头肌挫伤

续表

身体部位	常见运动损伤
膝盖及小腿部	膝关节外侧副韧带损伤
	膝关节内侧副韧带损伤
	膝关节交叉韧带损伤
	创伤性膝关节血肿
	膝关节创伤性滑膜炎
	膝外侧疼痛综合征
	髌骨周缘腱附着处损伤
	膝关节半月板损伤
	髌腱断裂
	髌上滑囊炎
	髌下脂肪垫损伤
	网球腿
	胫腓骨应力性骨膜炎与骨折
	小腿筋膜间隔区综合征
足踝部	跟腱断裂
	跟腱周围炎
	跖管综合征
	踝关节韧带损伤
	足副舟骨损伤
	踝部腱鞘炎
	跖骨疲劳性骨膜炎与骨折
	跖痛症
	跟痛症

上述常见运动伤病中有很多是发生在骨骼部位的伤病,图 3-4 所示的人体骨骼分布图有助于我们清楚地了解这些骨伤与骨病的具体发生位置。

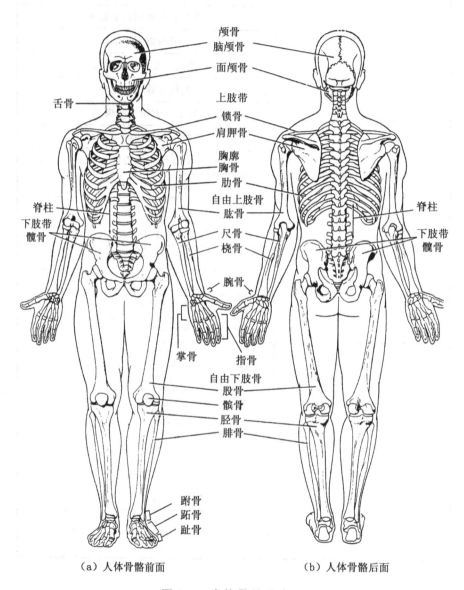

颅骨
脑颅骨
面颅骨
舌骨
上肢带
锁骨
肩胛骨
胸廓
胸骨
肋骨
自由上肢骨
肱骨
尺骨
桡骨
腕骨
脊柱
下肢带
髋骨
脊柱
下肢带
髋骨
掌骨
指骨
自由下肢骨
股骨
髌骨
胫骨
腓骨
跗骨
距骨
趾骨

（a）人体骨骼前面　　　　（b）人体骨骼后面

图 3-4　人体骨骼分布图

第三节　运动伤病的特点

一、运动损伤的特点

运动性损伤具备一般损伤的特点,同时因为其与一般损伤有区别,所以还具有不同于一般损伤的特性。一般将运动损伤的特点归纳为以下几点:

(1)在不同的运动项目中,因为技术的影响与专项特点的不同,会发生不同的运动损伤。

(2)常见运动损伤中,具有普遍性的是慢性小损伤(微细损伤),一般多在软组织、骨、神经以及血管等部位发生,造成损伤的主要原因是局部过劳。

(3)在运动损伤的预防中,必须对容易造成损伤的技术动作与受伤机制有一个清楚的认识与了解,否则无法做好充分的准备,起不到预防的效果。

(4)在运动损伤的治疗中,需暂停锻炼或合理安排锻炼,否则会使损伤加重。

二、运动疾病的特点

随着人们对运动疾病研究的不断深入,运动疾病的特征已成为一种相对独立的体系,在运动医学、体育保健学等学科的研究中,对运动疾病的研究至关重要,我们可以将运动疾病的特征归纳为以下几个方面:

(一)运动性疾病与体育运动的关系非常密切

一般来说,运动性疾病是因为运动负荷量与运动强度过大而造成的。普通疾病主要由病原体引发,而运动性疾病并非如此,这是二者的主要区别之一。正因为运动疾病不是由病原体导致的,所以一般疾病的传染性特征是运动疾病所不具备的。运动疾病顾名思义与运动有关,如果在运动中突然承受过重的运动负荷,就会出现过度疲劳、过度紧张的症状,这些都是典型的运动性疾病。

对体育运动者是否患有运动疾病进行诊断,需要详细了解其参与体育运动的情况,掌握具体的临床检查资料,综合分析,从而准确判断,具体需要掌握的内容包括以下几点:

(1)体育运动者的运动史。

(2)体育运动者的训练内容。

(3)体育运动者的运动训练日记。

(4)体育运动者在运动过程中的心理状态。

(5)体育运动者的运动成绩等。

在运动性疾病的预防和治疗方面,体育运动发挥着重要的作用。因为很多运动疾病都是因为运动量或运动负荷不合理而导致的,所以合理安排运动负荷,控制运动强度是预防和治疗运动疾病的着眼点。

通过上面的分析可知,不管是发病原因,还是诊断治疗以及预防等,运动性疾病与体育运动密不可分。

(二)运动疾病的临床特征

普通人与专项运动员尤其是高水平运动员的生理机能存在很大的不同,这主要是因为专项运动员长期参加专项运动训练,如高水平耐力运动员经过科学而系统的专项训练,与一般人相比,在生理机能上表现出了心脏肥大或窦性心律过缓的特征。体育运动者的生理机能变化有些是正常的变化,有些是病理变化,具体是哪种类型,就需要从体育运动者的具体运动水平出发来判断,并区别对待。体育指导员、教练员及体育卫生工作者等相关人员必须具备这方面的基本能力。

(三)运动疾病和一般内科疾病容易被混淆

有些内科疾病与运动疾病表面看起来比较相似,却有着本质的不同。例如,在体育运动锻炼或运动训练中,运动者经常会感到腹部疼痛,此时要先检查、判断并明确这是否是"急腹症"的症状或问题,如果不是,则是典型的运动疾病——"运动腹痛"。而如果不先检查和判断,在不明确的情况下就认定是运动腹痛,就容易造成误诊。因此,体育工作者必须充分掌握运动疾病的相关知识和一般疾病的基本常识,具备诊断常见疾病的能力,这样才能针对体育运动者在运动中出现的不适症状进行准确判断,从而对症下药,治疗疾病。

第四章　大学生运动伤病的
常规处理

大学生参与体育运动尽管要做好准备活动和整理活动以及做好运动伤病的预防,但即便如此一些运动伤病也难以完全避免发生,因此在出现一些运动伤病时,就需要采用一些有效的治疗方法。本章就大学生运动伤病的常规处理进行阐述。

第一节　药物法

在对运动损伤进行治疗的过程中,药物是其中一个比较有效的手段,它包括中药治疗和西药治疗。从临床上来说,中西医结合治疗的效果要好于单纯使用西医西药或中医中药治疗。

一、中药治疗

在治疗运动损伤方面,内服和外用中药具有方法多、疗效好、见效快的特点,是对运动损伤进行治疗的理想方法之一。在对运动损伤采用中药治疗的过程中,要对医学中的诊治法则进行严格遵守,要根据辨证论治的原则,结合损伤的时间、损伤的部位、损伤的程度等,采用不同的治疗方法。其中,较为重要的主要包括以下两点:

(1)要对四诊八纲进行运用,来辨证论治。

(2)要注重从整体出发,进行内外兼治。

(一)损伤早期

运动损伤早期,因组织断裂,伤部出血,组织液、淋巴液等渗出致使皮下瘀血、肿胀而引起疼痛、肿胀等。从中医的角度来说,在这个阶段,其主要的病机为经脉不通、气血凝滞、筋骨不连。

治疗的原则:活血化瘀,消肿止痛。

1. 内服中药

(1)活血止痛汤。当归 6g,苏木末 6g,落得打 6g,川芎 2g,红花 1.5g,乳香 3g,没药 3g,三七 3g,炒赤芍药 3g,陈皮 3g,紫荆藤 9g,地鳖虫 9g,水煎服。

(2)复原活血汤。柴胡 15g,天花粉 10g,当归尾 10g,红花 6g,穿山甲 10g,酒浸大黄 30g,酒浸桃仁 12g,水煎服。

2. 外用药

新伤药:黄柏 30g,延胡索 12g,木通 12g,白芷 9g,羌活 9g,独活 9g,木香 9g,血竭 3g。

(二)损伤中期

在这个阶段,局部已经停止出血,但肿胀以及炎症并没有完全消退,局部血管扩张,吞噬细胞增加。同时,因淋巴管有损伤性阻塞,渗出液不能由淋巴管排出,除血肿外,还有水肿。虽然病情已经得到减轻,但仍然存在一定程度的肿胀和疼痛,还可能会出现脏腑虚弱等征候,从而形成虚实夹杂。

治疗的原则:和营止痛,舒筋活络。

1. 内服中药

(1)和营止痛汤。赤芍 9g,当归尾 9g,川芎 6g,苏木 6g,陈皮 6g,桃仁 6g,续断 12g,乌药 9g,乳香 6g,没药 6g,木通 6g,甘草 6g,水煎服。

（2）舒筋活血汤。羌活 6g，防风 9g，荆芥 6g，独活 9g，当归 12g，续断 12g，青皮 5g，牛膝 9g，五加皮 9g，杜仲 9g，红花 6g，枳壳 6g，水煎服。

2. 外用药

活血生新剂：官桂 15g，生川乌 9g，生草乌 9g，生南星 9g，乳香 9g，没药 9g，木香 9g，木通 9g，续断 9g，土鳖 12g，红花 12g，刘寄奴 12g，研成粉末。

（三）损伤后期

这一时期，肉芽组织已经开始形成，关节出现挛缩，使得运动功能出现障碍。从中医角度来说，这一时期，肿胀、瘀血等症状已经基本消除，但撕裂损伤之筋尚未得到完全坚固，经脉并没有得以完全畅通，脏腑、气血虚损之症比较突出。

治疗的原则：以补益为主，常用补养气血法、补益肝肾法。

1. 内服中药

（1）八珍汤。党参 10g，白术 10g，茯苓 10g，炙甘草 5g，川芎 6g，当归 10g，熟地黄 10g，白芍 10g，生姜 3 片，大枣 2 枚，清水煎服。

（2）独活寄生汤。独活 9g，桑寄生 6g，杜仲 6g，牛膝 6g，细辛 6g，秦艽 6g，茯苓 6g，肉桂 6g，防风 6g，川芎 6g，人参 6g，甘草 6g，当归 6g，芍药 6g，干地黄 6g 等。

2. 外用药

（1）旧伤药。续断 15g，土鳖 15g，儿茶 9g，檀香 6g，木香 9g，羌活 9g，独活 9g，血通 9g，松节 9g，乳香 6g，紫荆皮 9g，官桂 6g。

（2）海桐皮熏洗药。海桐皮 6g，透骨草 6g，乳香 6g，没药 6g，酒当归 4g，川椒 9g，川芎 3g，红花 3g，威灵仙 2g，白芷 2g，甘草 2g，防风 2g。

二、西药治疗

(一)内服西药

内服西药常见的都是一些消炎镇痛的药,具体包括以下几种:

1. 复方阿司匹林(APC)

主要作用:消炎、镇痛、解热、抗风湿等。
适应征:常用于头痛、发热、神经痛、肌肉痛以及风湿痛等。

2. 双氯芬酸钠

主要作用:镇痛、消炎。
适应征:关节痛、风湿痛、肌肉痛、创伤后或手术后的疼痛。
每日服用一次,口服,75~100mg。

3. 对乙酰氨基酚片

适应征:关节痛、感冒发热、风湿症的骨骼肌疼痛以及头痛、神经痛等。对肠胃的刺激比较小。
口服,每次服用 1 片,每天服用 3~4 次,但一天的总量不应超过 4 片。

4. 氨酚羟考酮片

适应征:适用于各种原因导致的中、重度急性或慢性疼痛。
口服,每次 1 片,每日 4 次。如果是重度疼痛病人或某些对麻醉类止痛药产生耐受性的病人,可以超过推荐剂量服用。

(二)注射西药

1. 麻醉药物

1%~2%普鲁卡因或 0.5%~1%利多卡因有抑制神经纤维

传导和扩张微血管的作用,毒性小,对局部组织无刺激,可在局部痛点单独使用,除了可以止痛外,还可帮助鉴别诊断和判断注射部位是否正确,若注射部位正确,注射后局部压痛及活动时疼痛消失。

2. 类固醇类药物

醋酸氢化可的松、泼尼松龙、曲安奈德,这三种激素主要是消炎和抗变态反应。一般均采用与 $1\% \sim 2\%$ 的普鲁卡因混合液做局部注射。主要适用于创伤性腱鞘炎、滑囊炎、肘内侧副韧带损伤、肌肉拉伤、肩袖损伤等。

第二节　物理法

一、常见的物理疗法

临床中常见的物理治疗方法包括电疗法、光疗法、磁疗法、超声波疗法、温热疗法、冷疗法等。

(一)电疗法

所谓电疗法就是通过使用各种电流来对疾病进行预防和治疗的方法。其主要包括低频电疗法、中频电疗法和高频电疗法。

1. 低频电疗法

(1)痉挛肌电刺激疗法。

(2)神经肌肉电刺激疗法。

(3)经皮神经电刺激疗法。

(4)功能性电刺激疗法。

2. 中频电疗法

(1)干扰电疗法。
(2)调制中频电疗法。

3. 高频电疗法

(1)超短波疗法。
(2)短波疗法。
(3)微波疗法。

主要作用:通过各种电流来刺激神经和肌肉,从而达到改善循环、消炎止痛、松解粘连、解除痉挛、防治萎缩的目的。

适应征:腰椎间盘突出症、颈椎病、肌肉劳损、肌肉扭挫伤、神经疼痛和神经验证、肌肉萎缩等。

(二)光疗法

所谓光疗法,就是通过借助人工光线或阳光来对疾病进行治疗,并促使机体得以快速康复的方法。

其主要包括以下几种:
(1)红外线。能够产生热效应。
(2)紫外线。能够促进维生素 D 的吸收、杀菌消毒、增强免疫力等。
(3)激光。低能量的激光能够起到促进上皮生长以及消炎的作用,高能量的激光具有切割和烧灼的作用。

(三)磁疗法

磁疗法就是通过借助磁场的作用,来对人体部位和穴位进行作用,对疾病进行治疗的方法。这种疗法主要具有消炎消肿、镇静解痉、镇痛的作用。

(四)超声波疗法

超声波疗法就是通过一定波段的超声波来对人体产生作用,

从而达到治疗疾病目的的方法。这种方法具有热作用和机械作用,可以调整人体的功能,并对病理过程进行改善和消除,促进病损组织得以快速恢复。

(五)温热疗法

温热疗法就是通过借助各种介质来向机体传递热能,促使机体产生特定生物学效应,从而达到治疗疾病的目的。

温热疗法的作用主要包括以下几个方面:

(1)增强局部血液、淋巴循环和细胞膜通透性,促进损伤组织的再生修复过程。

(2)促使末梢神经兴奋性得以降低,降低肌肉张力,具有解痉、镇痛的作用。

(3)对肌肉痉挛及瘢痕组织具有软化及消除作用。

这种方法的优点主要包括价廉、简便、有效、用途广泛、不良反应小等。目前,这种方法在临床上已得到非常广泛的应用。

(六)冷疗法

冷疗法就是通过借助于低于人体温度的物理因子,如冰、冷水等,来对皮肤或黏膜形成刺激,来达到治疗目的的一种物理治疗方法。

这种方法具有止血、消肿、解痉、镇痛等作用,同时还能够对组织细胞代谢产生抑制,降低氧的消耗。

二、物理疗法的作用

(1)消炎。

(2)镇痛。

(3)兴奋。

(4)改善血液循环。

(5)调节神经系统。

(6)缓解肌肉痉挛、松解粘连及软化瘢痕。

(7)防止肌萎缩。

(8)杀菌。

三、物理疗法的适应证和禁忌证

(一)适应证

1. 各种炎症、感染

(1)慢性、亚急性、急性炎症。

(2)体表或深部的炎症。

(3)化脓性或非化脓性炎症。

2. 损伤、粘连、溃疡

这主要包括神经损伤、软组织扭挫伤、皮肤溃疡、术后粘连、伤口未愈合等。

3. 功能障碍

肌肉骨骼系统各种的功能障碍。

(二)禁忌证

以下症状者不宜采用物理疗法:

(1)安装心脏起搏器者。

(2)结核活动期。

(3)恶性肿瘤病灶区。

(4)有严重出血倾向。

(5)严重的心脏病、动脉硬化、动脉瘤、高热、恶病质者。

第三节　传统法

一、按摩

(一)按法

1. 指按法

施术者通过使用拇指指腹或者食指、中指、无名指指腹对患部体表进行按压。

2. 指腹按压(压法)

采用指按法时,如指力不足,用另一手拇指重叠按压体表施术部位。

3. 屈指按法

(1)指端按法。以手指指端对患部体表进行按压。
(2)屈指按法。屈曲食指,通过指背来对患部体表进行按压。

4. 肘按法

通过使用手肘肘尖来代替手掌和手指,对患部进行按压。

5. 掌按法

施术者手腕背屈,通过以掌根、全掌或鱼际部位着力对患部体表进行按压。按压之后,要稍停留片刻,然后再次进行按压,重复进行。按压要有节奏、平稳地进行。

在实施掌按法时,两手掌可以重叠起来,身体稍微前倾,通过借助身体的重量来使按压的力度增大(图 4-1)。

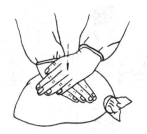

图 4-1　掌按法

(二)叩法

施术者两手半握空拳,腕部屈伸带动手部,用掌根及指端着力,双手交替叩击施术部位。或者双手掌相合,掌心相对,手指略分开,用手指及掌的尺侧在施术部位进行叩击(图 4-2)。

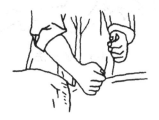

图 4-2　叩法

(三)击法

1. 拳击法

施术者将单手或双手握成拳,通过手臂的带动,在患部以空拳着力,一起一落有节奏地进行击打。

此外,也可以用拳背对患部进行击打,依靠腕力进行轻松而又缓慢的击打,两手交替进行(图 4-3)。

2. 掌击法

施术者将手指自然分开,微屈手指,伸直腕关节或进行背伸,通过掌根或小鱼际部位对患部进行击打(图 4-4)。

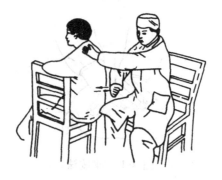

图 4-3　拳击法

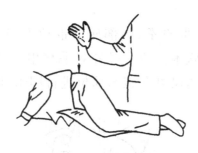

图 4-4　掌击法

(四)摩法

1. 指摩法

施术者将手指并拢,将指掌部自然伸直,使腕部微屈,以食指、中指、无名指及小指的中节和末节指腹在患部皮肤紧贴,进行环旋或直线摩动(图 4-5)。这种方法适合用于全身任何部位的按摩。

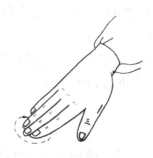

图 4-5　指摩法

2. 掌摩法

施术者将手掌自然伸直,将腕关节放松,在患部皮肤紧贴,以手掌心和掌根作为着力点,通过前臂或腕部的带动,进行有节奏、持续的环转摩动(图4-6)。这种方法适合用于对腰背部以及胸腹部等部位的按摩。

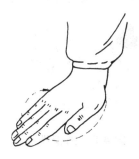

图 4-6　掌摩法

(五)搓法

1. 拇指搓法

在患部,施术者使用两手拇指进行对称用力,交叉揉搓。

2. 掌搓法

施术者两手在肩部前后合抱,一前一后进行相对用力揉搓,一边搓一边向下移到腕部,然后再从腕部搓移到腋下(图4-7)。

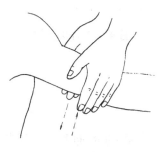

图 4-7　掌搓法

(六)点法

1. 拇指端点法

施术者手握成空拳,将拇指伸直并同食指中节桡侧面紧靠,使用拇指端对患部进行点压。在向下进行点压时,拇指指腹同食指中节桡侧紧贴,防止由于用力造成拇指间关节出现扭伤(图4-8)。

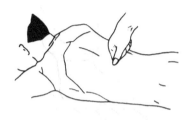

图4-8　拇指端点法

2. 肘尖点法

施术者屈曲肘关节,借助肘尖作为着力点对患部进行点按(图4-9)。这种方法适用于按摩具有丰厚肌肉的部位。

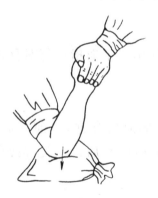

图4-9　肘尖点法

(七)拨法

1. 拇指拨法

(1)轻手法。施术者将拇指伸直,分开其余四指,并在体表扶持且固定,屈伸拇指掌指关节,对患部肌肉或肌腱向左右方向进行拨动。

(2)重手法。施术者将拇指伸直,其余四指握拳,食指桡侧抵在拇指掌面,通过手腕或手肘的摆动屈伸,来带动拇指拨动肌肉肌腱部位(图 4-10)。

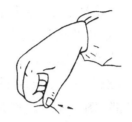

图 4-10 拇指拔法(重手法)

2. 肘拨法

按摩腰、臂及大腿等部位时,这些部位肌肉发达、丰厚,如果施术者指拨力度不够,可以将肘尖置于施术部位向左右拨动,增加力度。

(八)颤法

施术者使用单手或双手,自然伸直手掌及掌指,平放在患者患部,通过稍微施加压力将手掌贴近患部,将力量向着施力手及手臂集中,通过借助于腕力和臂力,来进行细微而又急剧的左右摆动,摆而滞为颤(图 4-11)。

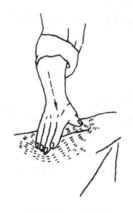

图 4-11 颤法

(九)抖法

1. 上肢抖法

患者采用坐位,施术者站在其体侧前方。施术者使用两手拇指、食指、中指来握住患者患肢前臂远端,使用无名指、小指以及鱼际部位来握住患者手腕,手掌掌心向下,将患者肩部向着体外前方抬起60°,然后进行连续的上下抖动,以保证抖动的波动能够传递到肩部(图4-12)。然后,再将患者同侧手握住,将其手臂向体外前方抬起,使其肩部抬起60°,然后连续进行左右方向抖动,以促使抖动波能够传递到肱三头肌、肱二头肌以及肩部。

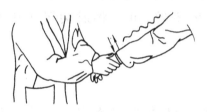

图 4-12　上肢抖法

2. 腰部抖法

患者在床上仰卧,施术者使用两手将患者双踝握住,进行拔伸牵引1分钟,对下肢进行摆动,放松患者的肌肉,然后突然上下抖颤腰部(图4-13)。

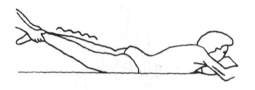

图 4-13　腰部抖法

(十)揉法

1. 指揉法

在患部,通过使用指腹吸定,着力进行缓和、轻柔的旋转揉动,以更好地带动皮下组织。

比如,拇指揉法(图 4-14)。

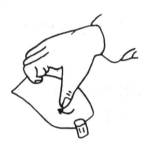

图 4-14　拇指揉法

2. 掌揉法

对患部,施术者以掌根或鱼际部位吸定,将手腕放松,将手肘作为支点,前臂进行旋转摆动,以更好地带动腕部进行轻柔和缓的旋揉。例如,鱼际揉法(图 4-15)。

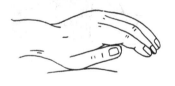

图 4-15　鱼际揉法

(十一)拿法

1. 两指拿法

在患部,施术者使用拇指和食指相对用力,来进行有节奏、持续的拿提(图 4-16)。这种方法常用在按摩头部、颈部、肩部以及四肢。

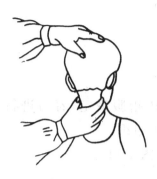

图 4-16　两指拿法

2. 三指拿法

施术者使用单手或双手的拇指和食指、中指对合,来对患部相对用力,进行有节奏、持续性的拿提。

3. 五指拿法

施术者使用单手或双手的拇指与其余四指相对,对患部进行相对用力,有节奏、持续性的拿提(图 4-17)。

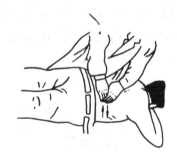

图 4-17　五指拿法

4. 掌拿法

施术者掌心与施术部位紧贴,缓慢拿揉。

(十二)理法

1. 理指(趾)法

施术者屈曲食指、中指,成钩状,两手指将患者的一指(趾)夹住,从其根部向着指尖的方向捋顺,另一手来固定患者的肢体,一松一紧循序移动,保持松紧适当,可将指(趾)背腹两面依次捋理。

2.理肢法

施术者用一手握住患者的手部,另一手循臂三阴经走行快速向远端捋理滑动。然后,换手再沿着手三阳经走行快速向远端捋理滑动。两手可以同时操作(图4-18)。

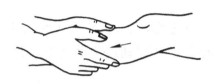

图 4-18　理肢法

(十三)拍法

1.四指拍打法

除拇指外,施术者的其余四指并拢,在患部连续进行拍打,以施术部位皮肤微红为宜。

2.指背拍打法

施术者五指自然弯曲,用腕部屈伸撮动带动手指,对患部使用指背来进行拍打(图4-19)。

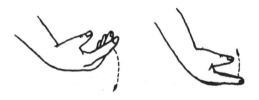

图 4-19　指背拍打法

3.虚掌拍打法

施术者五手指并拢,握成空拳,对患部进行拍打。

4. 五指撒拍法

施术者将五指分开并伸直,用小指外侧前端顺肢体或肌筋方向对患部进行拍打。

(十四)推法

1. 平推法

(1)掌平推法。在患部,施术者要全手掌着力,必将掌根作为重点,来向着一定方向推进,可以通过两手重叠来使力度增大(图 4-20)。

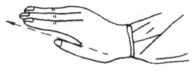

图 4-20　掌平推法

(2)肘平推法。施术者将手肘屈起,在患部以鹰嘴突着力,顺着同肌肉纤维的方向缓慢推移(图 4-21)。

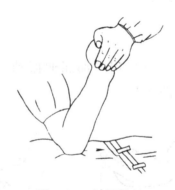

图 4-21　肘平推法

2. 直推法

(1)拇指直推法。在患部,施术者一手或两手拇指指腹着力,并沿着经络的方向或肌纤维的方向进行单方向推动,要保持一定的压力(图 4-22)。

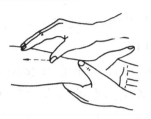

图 4-22 拇指直推法

（2）掌根直推法。术者手腕上跷,进行适度背屈,将五指伸直,在患部,施术者用单手或两手掌根着力,进行直推,可以通过叠加两手掌来促使推进力量增大（图 4-23）。

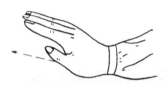

图 4-23 掌根直推法

二、针灸法

在中医方面,针灸法是一种常用的治疗技术。这种方法就是通过使用特制的金属制成的针具,在体表一定的穴位或部位进行刺激,并通过相应的操作手法,达到调和气血、疏通经络、治疗疾病等目的。

（一）治疗作用

（1）镇痛作用。
（2）调整机体各系统功能。
（3）防御免疫作用。

（二）注意事项

（1）当患者处在疲劳、饥饿、精神过于紧张的状态时,不能立即进行针灸。

（2）如果患者身体瘦弱、气虚血亏，进行针灸时，手法不能过强，要尽可能地选用卧位。

（3）妊娠的妇女不宜针刺小腹和腰骶部的腧穴，三阴交、合谷、昆仑、至阴等一些通经活血的腧穴也禁刺。

（4）对于胸胁以及腰背的腧穴，不适合采用直刺、深刺。

（5）有自发性出血或损伤后出血不止者，不宜针刺。

（6）皮肤有感染、溃疡、瘢痕或肿瘤的部位，不宜针刺。

（三）针灸的方法

（1）针刺法。

（2）灸法。

（3）其他针法。

（四）针灸治疗运动损伤常用的穴位

在治疗运动损伤方面，可以用来进行针灸的穴位有很多，常见的针灸穴位，可见表 4-1、表 4-2、表 4-3、表 4-4。

表 4-1　头部常用穴位

穴位	位置
百会	头顶正中线与两耳间连线的交点
印堂	两眉内侧连线的中点
人中	人中沟上 1/3 与下 2/3 的交界处
太阳	眉梢与外眼角之间的中点向外 1 寸的凹陷处
风池	胸锁乳突肌与斜方肌之间的凹陷处，与耳垂相平
下关	颧弓下部凹陷处
攒竹	两眉内侧的眉端
颊车	咬肌之中点，下颌角前 8 分
丝竹空	两眉内侧的眉端

表4-2　颈、肩、背、腰常用穴位

穴位	位置
大椎	第七颈椎与第一胸椎棘突之间
天宗	肩胛冈下缘正中与肩胛骨下角的上 1/3 与下 2/3 的交界处
肾俞	第二、三腰椎棘突间旁开 1.5 寸
大肠俞	第四、五腰椎棘突间旁开 1.5 寸

表4-3　上肢常用穴位

穴位	位置
肩贞	腋后皱襞端上 1 寸处
曲池	屈肘,肘横纹末端与肱骨外上髁的中间
扭伤	屈肘,掌心向内,曲池穴与腕背横纹中点连线的上 1/4 与下 3/4 交界处
内关	腕掌侧横纹正中直上 2 寸处
外关	腕背侧横纹正中直上 2 寸处
合谷	第一、二掌骨之间,靠近第二掌骨体的中点
后溪	握拳,第五掌骨后,掌横纹尽头
十宣	10 个指头尖端,距指甲 0.1 寸处

表4-4　下肢常用穴位

穴位	位置
环跳	侧卧,上腿弯曲,下腿伸直,股骨大转子最高点与骶骨裂孔连线的外 1/3 与内 2/3 交界处
风市	在大腿外侧部的中线上,当腘横纹上七寸;或直立垂手时,中指尖处
委中	位于腘窝横纹正中
膝眼	屈膝,在髌韧带两侧凹陷处,在内侧的称"内膝眼",在外侧的称"外膝眼"
足三里	在小腿前外侧,当犊鼻下 3 寸,距胫骨前缘一横指(中指)
承山	在小腿后面正中,委中与昆仑之间,当伸直小腿或足跟上提时腓肠肌肌腹下承山出现三角形凹陷处
昆仑	外踝尖与跟腱之间连线的中点
太溪	内踝尖与跟腱之间连线的中点
涌泉	脚底心凹陷处,在脚底正中线上前 1/3 与后 2/3 交点上

三、拔罐法

所谓拔罐法，又可以称为"拔火罐"，它是通过采用杯罐等工具，借助火的燃烧来将罐内的空气排出，从而产生负压吸附在皮肤上，以此来治疗疾病的方法。

(一)拔罐的作用

(1)机械负压刺激作用。

(2)穴位作用：可以刺激穴位，具有宣通气血、疏通经络、平衡阴阳、扶正祛邪的作用。

(3)温热作用：在进行拔罐时，局部的皮肤具有温热感，能够很好地刺激局部血液循环，带走炎性渗出物以及致痛因子，消除疼痛和肿胀。

(4)抗炎作用：能够明显提高吞噬细胞的功能。

(二)适应证

适用于闭合性软组织损伤，如挫伤、拉伤、扭伤、腰痛、坐骨神经痛等。

(三)禁忌证

皮肤过敏、水肿、出血性疾病的患者，皮肤有破损、感染和大血管的部位，孕妇的下腹部与下腰部等均不宜拔罐。

(四)注意事项

(1)拔罐时伤员应处舒适体位，不要移动，避免火罐脱落。

(2)拔罐的部位一般应选择肌肉丰满、富有弹性的部位，毛发和骨骼凹凸部位不宜使用。

(3)点火时不要烧烫瓶口，以免发生烫伤。火罐拔上后，若伤员感到局部紧痛或灼痛时，应立即起罐，检查是否有烫伤或皮肤起水泡。小水泡无须处理,但要防止擦破。若水泡较大,可用消毒针将水放出,涂安尔碘消毒,以防感染。

(4)注意保暖,防止受风着凉。

第四节　伤后康复训练法

一、康复训练的目的

在运动损伤之后进行康复训练,其目的主要包括以下几个方面:

(1)对良好的训练状态加以保持。

(2)对因停训之后所产生的综合征进行预防,如内分泌失调、胃肠功能紊乱、神经衰弱等。

(3)更好地避免再次受到损伤。

(4)防止出现体重增加的情况,通过进行康复训练,可以将体内堆积的多余脂肪消耗掉,同时还要对摄入饮食的量加以控制。

(5)避免出现肌肉挛缩以及萎缩。受伤之后,损伤部位的肌肉可能因为缺少运动,而出现失用性挛缩或萎缩。通过进行康复训练,可以对肌肉萎缩进行有效的预防,同时也能够提高相关关节的稳定性。

(6)预防关节软骨退行性改变。

(7)促进恢复。通过安排适当的康复训练,能够对受伤部位组织的营养和代谢进行有效改善,减少组织粘连,关节活动受限或出现僵硬的情况,以更好地促进受伤部位痊愈,恢复局部功能。

(8)对身体姿势进行矫正。

二、康复训练的原则

合理、科学的康复训练必然能够促使运动员更好地恢复并保持良好的训练状态,加速身体受伤部位组织及功能的快速恢复。但如果康复训练安排不合理,那么就会使损伤加重,甚至产生新的损伤。因此,在进行康复训练时,需要注意以下几个方面的原则:

(一)诊断要明确

在开始康复训练之前,对伤病进行全面的认识并加以正确诊断是首先要做的事情。例如,要了解伤病的严重程度及所处的阶段,对运动员的专项进行了解,倘若进行了手术,还要了解手术的种类、术后时间以及手术的方式。

因此,这就要求对康复对象要进行深入而又详细的问诊,并进行相应的体格检查及相关的辅助检查。对资料加以综合分析,并根据损伤时的情况、治疗情况、目前的功能状态、存在的问题、需要解决的问题等制订康复训练计划。

(二)及时稳妥

在开展伤后康复训练时,要及时介入,要对全身以及未受伤部位的训练加以保持,对于受伤部位肌肉的训练,也是越早训练越好。

需要注意的是,不管开展哪一种康复训练或功能锻炼,都不能使损伤加重,并且也不能影响损伤部位的愈合以及正常治疗的开展,这是必须遵守的一个前提。

(三)个别对待

根据损伤的部位、程度、性质、病程,以及受伤者的年龄、性别、原有体力基础等因素,来对康复训练计划进行有针对性的制订,要具有个性化。在康复训练计划中要包括具体的康复训练形式,每次训练的时间,每一个动作重复的次数以及每周进行训练的次数等。

(四)治疗多样化

开展康复训练还应同热疗、冷疗、按摩和肌肉电刺激等其他治疗方法配合使用。同时,在整个训练过程中要兼顾局部与全身。

在安排有关力量练习的内容时,既要安排有关原动肌的锻炼内容,同时也要对拮抗肌进行锻炼;既要对大肌群进行锻炼,同时也要注重对小肌肉群进行锻炼;在练习方式方面,要注重将静力性练习和动力性练习相结合,力量性练习同柔韧性练习相结合。

(五)循序渐进

在康复训练中,对于运动频率、幅度、持续时间以及负荷量大小等运动量的安排,要严格遵循循序渐进的原则,以进行运动之后患部不会产生疼痛,以及练习后 24h 不出现肿胀为度,要切忌急于求成和粗暴的被动活动。

(六)医务监督

在开展伤后康复训练时,要在医务监督方面进行加强,开展训练之前,必须要进行充分的准备活动,对于受伤部位,要使用支持带加以保护。每周医生要进行一次病情检查,然后根据需要,由医生、教练员和运动员对康复训练计划和内容进行调整。

三、康复训练的方法与手段

(一)肌力训练

1. 肌力训练的规律和基本原则

(1)阻力原则。通常在训练时会增加一定的阻力,以此来促使肌力得以增强。如果缺少阻力,那么就难以实现增强肌力的目的。阻力一方面可以来自于肢体本身的重力,一方面可以来自于外部施加的负荷。

(2)超量恢复规律。肌肉在运动时和运动后会经历一个从疲劳到恢复的过程。在疲劳阶段,伴随着能量和营养物质的消耗,在休息阶段,之前消耗的物质会得到相应的补充,生理功能也会得到恢复。

在恢复阶段的后期,各项指标的恢复会超过运动之前的水平,这一过程,即为超量恢复阶段。

通过将超量恢复阶段的生理水平作为起点,能够更好地巩固和叠加超量恢复效应,对肌肉的形态和功能进行很好的改善。

结合超量恢复规律,在进行肌力训练时,首先要遵循以下两个原则:①超负荷原则。在进行肌力训练时,要促使肌肉收缩能够重复一定的次数,并能够持续一定的时间,以促使肌肉能够感到一定程度的疲劳和酸胀,这样才能获得超量恢复,以实现促使肌力增强的效果。需要注意的是,运动量要结合康复者的全身情况进行控制,以避免出现过度疲劳。②要掌握适宜的练习频度。要在本次训练的超量恢复阶段内安排下一次的肌肉训练。如果相邻的两次训练之间的间隔时间太短,肌肉疲劳没有得到完全恢复,那么继续进行训练就会使疲劳加重,这对患者来说是非常不利的。如果间隔时间太长,超量恢复,就难以达到增强肌力的目的。通常来说,在运动之后的1~2d内就会出现超量恢复。

2. 常用的肌力训练方法

(1)等长练习。等长练习就是保持关节不动,使肌肉进行不同强度的收缩。这种练习方法的特点就是肌肉长度保持不变,能够进行关节不同角度的联系,根据不同负荷、不同重量进行锻炼。

(2)等张练习。所谓等张练习就是通过借助肌肉等张收缩来开展抗阻练习,在肌肉力量康复训练中,这是一种比较常用的方法。

等张练习包括等张缩短(即向心性收缩练习)和等张延长(即

离心性收缩练习)两种模式。①等张缩短练习。等张缩短练习指肌肉工作时外界阻力小于肌肉力量,肌肉的起止点互相接近,肌肉的长度缩短。②等张延长练习。等张延长练习指肌肉工作时外界阻力大于肌肉力量,肌肉的起止点相互远离,肌肉被迫拉长。

(3)等速练习。等速练习又称为等动练习,需要借助特殊仪器练习,运动时肢体带动仪器的杠杆围绕和关节同轴心的机械轴心运动。

(4)短促最大练习。短促最大练习是等张收缩和等长收缩相结合的一种肌力练习方法。

(二)耐力训练

1. 肌耐力训练

肌耐力训练是指肌肉能够进行持续收缩和反复收缩的能力。

(1)等张练习法。一般取 10RM 的 $60\%\sim80\%$ 作为负荷量,每组训练 25 次,重复 3 组,每组间隔 1min,每天进行 $1\sim2$ 次。在练习的过程中要重视将向心性收缩同离心性收缩有效协同起来进行。

(2)等长练习法。在不同角度下做逐渐延长时间的"稳定性"等长收缩练习,直至出现肌肉疲劳为止,每天 1 次。

(3)等速练习法。通过设置等速训练仪的速度等参数,来促使肌肉耐力得以提高的方法,能够获得比较理想的效果。

2. 全身耐力训练

这种训练方法的目的就是促使心肺功能得以增强,并促使整体循环代谢水平得以提高。主要是做中等强度($40\%\sim70\%$最大摄氧量)的有氧运动,一次运动时间通常为 $30\sim60$min,其中达到靶强度的时间应不少于 10min。通常可以进行周期性、大肌群的运动,如游泳、跑步、步行、划船、爬山、骑自行车等;也可以借助器械进行,如活动平板、功率车等。

(三)恢复关节活动度及肢体柔韧性的训练

1. 关节活动度恢复练习

(1)主动运动。这种方法适用于 3 级以上肌力,主要通过患者主动用力收缩肌肉来完成关节活动。在进行这种练习时,动作保持平稳、缓慢,使关节活动范围尽可能达到最大,每一个动作进行 10～30 次/组,2～4 组/d。

(2)助力运动。这种方法适用于 2～3 级肌力,患者主动用力收缩肌肉,治疗师给予适当外力协助完成关节活动,外力也可通过患者健肢或滑轮装置等来实现。每一个动作进行 10～30 次/组,2～4 组/d。

(3)徒手被动运动。这种方法适用于 2 级以下肌力,完全依靠治疗师手力来完成关节活动。每一个动作进行 10～30 次/组,2～4 组/d。

(4)牵张训练。通过借助治疗师等施加的外力,来对康复者的肌腱、肌肉、韧带等软组织进行牵引,以使关节的活动范围扩大。

每次牵张持续时间 10～20s,间歇 10s,反复进行。动作要缓慢、轻柔,避免使用暴力。

(5)关节牵引。对患者关节近端加以固定,将重量施加于远端肢体,所施加的重量不能超出康复者所能忍受的范围,每次持续牵引 10～20min,1～2 次/d。

2. 肢体柔韧性恢复的联系

(1)肩部柔韧性练习方法。①正面直臂把杆进行肩部下压的动作练习。②背面直臂握杆进行向后拉肩的练习。③借助体操棒进行直臂转肩动作练习。④两人相对相互搭肩进行直臂向下压肩的练习。⑤两人侧向拉肩的练习。⑥两人背向拉肩的练习。

（2）腿部柔韧性练习方法。①正面、侧面和后面压腿动作练习。②进行正面、侧面和后面，手扶把杆踢腿动作练习。③相互间仰卧正面压腿。④相互间侧卧侧面压腿。⑤相互间俯卧背面压腿。

（3）腰部柔韧性练习。①进行静力性立体体前屈。②动力性立体体前屈。③直体和屈体进行身体左右旋转动作练习。④相互间俯卧背弓动作练习。⑤相互间坐立体前屈下压动作练习。

四、恢复训练和比赛时机的判定

（1）伤肢基本功能恢复情况。

（2）功能测验结果。

（3）损伤病理程度。

（4）损伤和运动项目的相互关系。

（5）运动员的心理状态。

第五章　大学生运动性损伤研究

体育运动本身带有风险性的特点决定了大学生在参加大多数体育运动时,都有可能受到运动性损伤的困扰。运动性损伤的出现对于大学生来说,轻则影响学习和生活,重则可能会给身心带来永久的伤痛,甚至威胁到生命。为此,对大学生常见运动性损伤的预防与治疗进行研究就显得很有必要。

第一节　运动性损伤概述

一、运动性损伤的概念

运动性损伤,是指运动员在运动过程中或由于运动而造成的身体损伤。运动员在运动过程中受到的损伤大多数原因是运动训练的负荷、时间等安排不当,动作错误,运动环境不佳,以及自身所存在的某些生理解剖弱点等。

对于高校大学生来讲,当出现了运动损伤时,就已经代表偏离了体育锻炼促健康的运动本质。这不仅会对其正常的生活和工作造成严重的影响,还有可能在学生的心理上蒙上一层阴影,阻碍体育运动的开展,如会出现运动无用论的理论和消极运动的心理。

二、运动性损伤的特点和分类

(一)运动性损伤的特点

体育运动的类型较多,因此有可能造成多种形式的运动损伤,为此也使得运动损伤拥有了众多特点。不同运动项目的损伤部位不同,大多数损伤属于较轻的损伤程度,且更多的损伤为慢性损伤,严重及急性者较少。其中慢性损伤的形成多为某次急性损伤后处理不及时、不彻底造成的,或是由于过早接受长期系统的专业运动训练导致。而更多的慢性损伤的原因是运动负荷安排过量,特别是一些专注于身体某个部位的练习过多,过度疲劳,日久成疾。

与日常损伤相比,运动损伤的不同之处有如下几点:

(1)运动损伤与运动项目紧密联系,特别是由某项运动技术导致的。

(2)以慢性小损伤(或称"微细损伤")为主,其中较多是因为身体局部部位过度疲劳所致。

运动损伤的研究首先要深入了解其损伤机制。对于训练计划的修改与完善是治疗措施中最有意义的一种。

(二)运动性损伤的分类

1. 按损伤的轻重分类

(1)轻伤。不影响日常学习、工作和生活。

(2)中等伤。对学习、工作和生活构成影响,但通常影响时间不多于 1d,且需要接受门诊治疗。

(3)重伤。需要长期住院治疗的损伤。

2. 按受伤的组织结构分类

(1)皮肤损伤。皮肤损伤的主要受伤部位在皮肤表层或皮肤中层之上。常见的皮肤损伤有擦伤、刺伤、划伤和撕裂伤。

（2）肌肉韧带损伤。肌肉韧带损伤的主要部位为身体肌肉以及附着在肌肉上的韧带组织。常见的肌肉韧带损伤有挫伤、拉伤等。

（3）骨关节损伤。骨关节损伤主要为骨骼与关节的损伤。常见骨关节损伤有骨折、骨裂、关节脱位等。

（4）神经损伤。神经损伤主要为神经系统因运动受到的损伤。

（5）内脏损伤。内脏损伤主要为脏器因运动受到的损伤。

3. 按伤后皮肤黏膜是否完整分类

（1）闭合性损伤。闭合性损伤顾名思义即受伤部位的皮肤或黏膜未破裂，没有体内组织暴露于外界环境的伤口。常见的闭合性损伤有以下几种：

拉伤：肌肉或韧带由于受到过度的外力作用，导致活动超过了正常范围而引起的损伤。症状多表现为肌肉纤维部分断裂甚至出血，从而出现青紫肿胀和功能障碍。

挫伤：受外力打击所致的皮下软组织损伤。主要症状为局部肿胀、皮肤青紫、皮下瘀血、压痛等。

震荡伤：震荡伤多为头部受钝力打击，或受到冲撞所致的暂时知觉丧失症状。

（2）开放性损伤。开放性损伤主要是指受伤部位的深层组织与外部环境接触，有血液或组织液从伤口流出的损伤。这种损伤由于体内组织与外部接触，所以更易发生感染。常见的开放性损伤有以下几种：

擦伤：皮肤受到粗糙面擦过所致的浅层破损，伤面有擦痕及小出血点。

裂伤：由钝力打击所致的皮肤及皮下组织裂开。裂伤的伤口边缘常不整齐。

割伤：为锐利器物切开所致。伤口边缘较整齐，常见为直线状，深浅由于切割的力度不同而不同。较浅的割伤仅限于皮肤表面,较深的割伤甚至深达血管、神经和肌腱。割伤导致的出血量较多。

三、运动性损伤的原因

(一)对运动损伤预防的认识不足

在意识层面上对运动性损伤的认识不足是导致运动损伤出现概率大增的重要因素之一。对于运动损伤的防范意识,不论是体育运动的组织者、指导者,还是参与运动的学生,都要树立这个意识,并将之贯彻到运动的始末。据实践统计可知,大多数运动损伤的出现都与安全意识欠缺和麻痹大意有关。在实际中也能看到在体育教学中大多数的教学内容均为体育理论知识与实践技能的学习,而涉及运动损伤预防的内容则寥寥无几,多为一语带过。在运动中也未能积极采取各种行之有效的预防及保护措施。这些都是运动损伤时常发生的原因。

(二)运动安排不合理

1. 缺乏合理的准备活动

准备活动的作用已经被证明是非常必要且重要的,在任何以身体活动为主的体育运动中都需要安排出准备活动的时间。它的重要意义在于通过一定的小负荷活动提高中枢神经系统和运动系统的兴奋性,使人体从相对的静止状态过渡到紧张的活动状态,以适应正式运动的需要。但实际当中,很多运动者乃至运动组织者都没有给予准备活动以足够的重视,即便有准备活动的环节,也对这个部分不够重视,致使准备活动不系统、不全面,大大影响活动效果。这就为运动损伤的频发埋下了隐患。

2. 运动负荷过大

凡是运动都有运动负荷这一属性。只有恰当的运动负荷才有利于运动者提升身心水平和运动技能水平。如果为了求大求多，一味强调大运动负荷的训练，则可能使运动者的身体难以承受，进而造成增大运动损伤出现的概率的后果。另外，由于运动负荷过大还会导致一些间接性增加运动损伤的情况，如在大负荷运动后，身体没有得到彻底的恢复又开始了下一次运动，使得身体的疲劳累积，久而久之出现运动损伤。

3. 运动项目选择不当

高校大学生通常可以根据兴趣选择运动项目。为此，在选择项目时应以自身能力和兴趣作为依据，而对于那些明显超出自身能力范畴的运动则应该谨慎参与，以避免因为身体素质不能满足运动需求而增加运动损伤概率。

4. 运动组织方法不当

良好的运动组织也是降低运动损伤的重要措施。运动组织涉及的内容较多，主要为有正确的组织原则、合理的组织步骤、严谨的过程管理以及全面的总结。对于高校学生来讲，由于所学内容可能涉及风险性的项目，因此，在教学过程中要特别注意维护好教学纪律，明确运动规则，还要教育他们在参加有身体对抗的运动项目时，严禁做出有违体育道德的粗野行为。

（三）身体状态和心理状态不良

身体和心理状态会决定运动能力的高低。这里所谓的身心状态包括睡眠不足、睡眠质量不高、患病受伤或伤病初愈阶段。身心状态不佳会直接导致肌肉力量不足、动作变形、身体协调性和平衡性下降、注意力涣散、情绪低落或急躁、反应较迟缓等。在这种状态下进行运动，特别是有对抗的运动时，就极容易出现运动损伤的情况。

（四）慢性劳损

慢性劳损是运动员身体局部过度活动、长期负重，或者某部位受到持续、反复的外力作用而造成的慢性积累性损伤。这种损伤使得在运动中更易出现运动损伤,该情况通常在长期参加系统体育运动训练的运动者身上出现较多,对于一般的大学生运动者来说较为少见。

慢性劳损致病多发于人体活动枢纽的腰部和反复受到牵拉、应力作用的髌骨,具有病因较难祛除、伤病不易治愈和队员又不能停训的特点。慢性劳损还和不科学的运动训练、新伤的不彻底治疗以及重复受伤有关。

(五)肌肉收缩力下降

由于肌肉收缩力下降引发的运动损伤在青少年运动者身上更易发生。其受伤的过程多是由于技术动作僵硬和不合理、主动肌群和被动肌群收缩不协调,或者身体大、小肌群力量的不匹配而造成的。由此受到的损伤多为拉伤,部位主要为大肌肉的肌腹以及肌肉与肌腱过渡部位等。

(六)环境因素

高校中集合了相对较多的体育资源,但总体来讲还不能完全满足学生日常和教学所需。而且由于学校对体育活动有着不同程度的认识,使得很多学校的体育场馆与设施面临着老化和缺乏维修的窘境。例如,足球场地坑洼不平、篮球场地为石灰地、游泳池中水质不达标、塑胶跑道胶粒被磨平等。此外,运动场地周边的卫生环境以及运动时佩戴的必要护具等,都需要提前管理和检查妥当。还应注意的一点是冬季与夏季的运动时段,冬天不宜在上午进行室外运动,夏天不宜在下午进行室外运动等。

(七)缺乏医务监督

体育锻炼始终要本着科学合理的原则开展,学生也应该选择适合自身条件的运动。从理论上来说,当学生选择某项运动时,首先应该进行体检及运动功能评定,为指导者提供科学的身体数据,使其能够做出有针对性的运动计划。运动过程中和过程后,也应定期开展身体状况检查跟踪,以便随时能够发现可能出现的身体不适症状,避免进一步出现运动损伤。

第二节　运动性损伤的诊断与预防

一、运动性损伤的诊断方式

(一)物理检查法

物理检查法是诊断运动创伤的基本方法,同其他系统疾病诊断方法一样,一般采取望诊、触诊、叩诊、听诊发现疾病的体征,作为诊断的依据。运动创伤常发生于运动系统,故其物理检查方法与骨科检查类似,除望诊、触诊外,动诊、量诊及其他特殊检查方法也具有重要的诊断价值。

运动创伤的检查方式有采用望、触、动、量诊综合检查;双侧对比;由近及远,由局部到全身;辨证论治,综合分析。

(1)望诊。即通过检查者的视觉检查疾病。一般包括有无畸形,有无对称肢体的不对称,有无颜色的变化,有无肿胀,有无步态的改变等,当局部出现不同于正常的改变时,一般提示疾病所在。

(2)触诊。就是检查者凭借手部的感觉诊断疾病,如检查有无肿胀,有无张力的改变,有无皮肤温度的变化及皮下的震颤感,有无异常弹响或弹动感,有无骨擦感或骨擦音,关节部位有无空虚感等。

(3)动诊。是活动身体的某个部位来获得疾病的诊断体征,在某种程度上是通过重复运动发生机制来诊断疾病,如抽屉试验就是活动膝关节后通过关节的不稳定来间接诊断交叉韧带的损伤;关节脱位的弹性固定也是通过活动关节来获取弹性固定的感觉;通过让病人伸屈手指来诊断是否存在肌腱断裂等。动诊是在运动损伤的检查中一种重要的检查方法。

(4)量诊。是通过量角器或皮尺来获取关节或脊柱部位活动度或肢体长度及周径的检查方法,能直观反映肢体的功能,并能为治疗前后提供定量的数字对比。

确定肢体中立位是物理检查的前提,便于病变程度比较与记录。国际上通用的脊柱和关节的测量记录方法是以关节的中立位为 0° 计算,即中立位 0° 法,角度的记录和测量是以中立位开始,按照该关节的屈伸、旋转、内收、外展各不相同的运动方向,记录其活动度。一般将中立位 0° 记录在两个数字中间。关节的测量一般有 5° 以内的误差,这是允许的。各个关节的中立位如下:

(1)脊柱的中立位是身体直立,两眼平视,下颌内收。

(2)肩关节的中立位是上肢自然伸直下垂,上臂贴近侧胸,屈肘 90°,前臂指向前方,在此位置上测量屈伸、旋转、内收、外展等角度。另外一个中立位是肩关节外展 90°,在此位置上测量屈伸及旋转。

(3)肘关节的中立位是上肢成一直线。

(4)前臂的中立位是上臂贴近侧胸,屈肘 90°,拇指指向上方。

(5)腕关节的中立位是手与前臂成一直线,手掌向下。

(6)拇指的中立位是拇指伸直并列于食指旁。

(7)第二至五指的中立位是手指伸直位。

(8)髋关节的中立位是仰卧位,腰部离床面不超过 2cm,双侧髂前上棘在同一水平线上,下肢自然伸直并平行于身体的纵轴线,髌骨向上。

(9)膝关节的中立位为下肢成一直线。

(10)踝关节的中立位是足部的纵轴与踝关节成 90°。

(11)足的中立位是足尖指向正前方。

(二)X射线检查

1.X射线检查的基本原理

(1)X射线的产生。X射线是电磁波中的一部分,所有传统的放射线摄影及电脑断层扫描(CT)都利用到X射线。它们是高速运动电子在迅速减速时产生的射线。在放置于真空管内的两个电极间,通过非常高的电压就能获得这种结果。

(2)X射线的特性。X射线属于电磁波。在电磁辐射谱中,居 γ 射线与紫外线之间,比可见光的波长短,肉眼看不见。此外,X射线还具穿透性、荧光效应、感光效应和电离效应等特性。

(3)X射线成像基本原理。X射线之所以能使人体组织在荧屏上或胶片上形成影像,一方面是基于X射线的穿透性、荧光效应和感光效应;另一方面是基于人体组织之间有密度和厚度的差别。当X射线透过人体不同组织结构时,被吸收的程度不同,所以到达荧屏或胶片上的X射线量即有差异。这样,在荧屏或X射线片上就形成明暗或黑白对比不同的影像。因此,X射线影像的形成,基于以下三个基本条件:第一,X射线具有一定的穿透力,能穿透人体的组织结构。第二,被穿透的组织结构,存在着密度和厚度的差异,X射线在穿透过程中被吸收的量不同,以致剩余下来的X射线量有差别。第三,这个有差别的剩余X射线,是不可见的,经过显像过程,例如经X射线片的显示,就能获得具有黑白对比、层次差异的X射线影像。人体组织结构由不同元素组成,依照各种组织单位体积内各元素量总和的大小而有不同的密度。人体组织结构的密度可归纳为三类:属于高密度的有骨组织和钙化灶等;中等密度的有软骨、肌肉、神经、实质器官、结缔组织以及体液等;低密度的有脂肪组织,以及存在于呼吸道、胃肠道、鼻窦和乳突内的气体等。

当强度均匀的X射线穿透厚度相等、密度不同的组织结构时,由于吸收程度不同,在X射线片上(或荧屏上)显出具有黑白

(或明暗)对比、层次差异的 X 射线影像。胸部的肋骨密度高,对 X 射线吸收多,照片上呈白影;肺部含气体,密度低,X 射线吸收少,照片上呈黑影。

组织结构和器官密度和厚度的差别,是产生影像对比的基础,是 X 射线成像的基本条件。

2. 常规 X 射线检查

X 射线会使相片上的乳剂曝光,在冲洗后变黑。在应用时,X 射线的效果通常可利用荧光屏来增强,以减少 X 射线的使用量,后者在受到 X 射线照射时会发光,摄影软片就夹在特别防光的片匣内的两片荧光屏(增感屏)之间。当软片受到 X 射线的照射时,会使增感屏发出亮光,加强胶片感光量。

(1)透视。运动损伤的透视检查主要用于检查骨折和脱位。透视对骨折与脱位的诊断和治疗亦有重要意义。除了复位需在透视下进行外,有些结构较复杂部位的骨折与脱位,常需经透视选择好投照位置,然后摄片,如此才能清楚地显示出病变来。优点是能够进行动态观察。

(2)摄片。骨与关节的 X 射线检查,主要依靠摄片,并应注意以下几点:

①一般采取正、侧两个投照位置。此外,还可摄斜位、切线位和轴位片等。斜位片多用于脊柱和手足;切线位多用于轮廓呈弧弯曲的部位;轴位常用于颅底、髌骨和跟骨。②范围必须包括骨关节周围的软组织,四肢长骨一端的病变,应包括邻近的关节,在两侧对称的骨关节中,如病变一侧的 X 射线表现较轻微,对称部位应摄对侧相应部位作对照观察。

(3)数字化摄影。和普通的 X 射线照相原理基本相同,通过一系列的数字化处理,使摄影图像数字化,有利于放大和调节对比,在高分辨的显示器上更易于观察,并且更便于图像的传输与存储。现在有条件的医疗机构大部分影像资料多已数字化。

(三)磁共振检查

1. 磁共振检查的基本原理

磁共振成像(MRI)是最新的成像系统,它利用某些元素原子核的磁性构成影像。MRI 的基本原理是利用一些元素的原子核具有小型自旋磁棒的行为,它们在强磁场中会顺着磁力线的方向排列。在目前的医学检查所采用的磁场强度下,利用水分子和脂肪中的氢核,即质子来产生解剖影像,用适当频率即共振频率的射频脉冲(RF)时,会使一部分质子改变其排列,被激发到某预定角度,并彼此同向旋转。当此射频脉冲停止后,质子会回到原位置。在质子重新排列,即弛豫时,会诱发无线电磁信号,这个信号虽很微弱,但仍可被围在病人周围的线圈探测到,在判断无线电信号发生的位置后,就能构成一幅代表氢质子分布情形的影像。信号的强度不仅由质子的密度决定,也与两项弛豫时间 T_1 和 T_2 有关。T_1 依质子回到磁场中轴方向所需要的时间而定,T_2 则依质子丧失同相位所需要的时间而定。在 T_1 加权影像中,组织之间的对比效果主要依它们的 T_1 弛豫特性而定。而 T_2 加权影像中的对比,则依组织的 T_2 弛豫特性而定。有些脉冲序列可产生接近质子密度的混合影像,常称之为均衡影像。在大多数病理变化中,都可见到 T_1 及 T_2 弛豫时间延长。因此这些病变在 T_1 加权的影像所显示的信号,会比正常的周围组织较弱而呈较黑影,但在 T_2 加权影像中所显示的信号却较强而呈较白影。在某一影像中欲表现 T_1 及 T_2 加权的特性时,经由适当变换射频脉冲的时间与序列就能完成。在 MRI 扫描仪中含有一个大型的圆筒状磁体。在此磁体内装有射频脉冲的发射及接收线圈,以及能提供 MRI 信号辨识空间位置的梯度线圈。其附属仪器先将无线电信号转变为数码形态后,再经由电脑处理就可产生影像,MRI 超越CT 的优点是,其资料可以直接组合成任意切面的影像。目前使用的 MRI,大部分的扫描时间都比 CT 长,过程缓慢(通常需数分钟），因此有病人需在较长扫描期间维持不动的缺点。呼吸、心脏跳动以及胃肠蠕动等无法避免的运动，经常都会降低影像质量。目前已普遍采用心电门控的装置来减少心脏搏动的影响。磁性对比剂在 MRI 中所提供的有用诊断信息，与对比剂在 CT 中的价值相似，这类对比剂是利用磁性及顺磁性特质来产生对比。最普遍采用的对比剂是钆制剂，它会显著降低组织的 T_1 弛豫时间。它在医疗业务中的地位变化很快。MRI 的最早期功用是检查脑及脊髓，它在这方面的优点远比 CT 要多，而缺点很少。目前它在心脏、脊椎、骨骼及关节方面已成为肯定的成像技术。最近已开发特殊的血流序列，它可在不需注射对比剂的情况下产生类似传统血管造影的影像，此技术称为磁共振血管造影术（MRA），此技术最后可能会取代传统血管造影。最近发展的快速扫描技术，已能以电影影像的形式直接观察跳动中的心脏。

2. MRI 检查和诊断的优点

（1）高对比度 MRI 有多个成像"组织参数"，如 T_1、T_2、脂肪抑制等。MRI 软组织对比度明显高于 CT，在不用造影剂的情况下，选择恰当的序列，可使关节软骨、肌肉、韧带、椎间盘、半月板等直接显示。

（2）分子生物学和组织学诊断水平的提高。MRI 成像技术在很大程度上反映的是被检查组织氢原子核周围的化学环境，在影像诊断向分子生物学和组织学方向的发展上迈进了一大步。T_1 加权像（T_1WI）对正常解剖结构显示较好，T_2 加权像（T_2WI）对病变的显示较为敏感。

（3）心脏、大血管的形态和功能诊断的提高。

（4）MRI 无骨伪影，对于 CT 上易出现骨伪影的部位，MRI 的图像质量和对病变的诊断显著优于 CT。

（5）任意方位断层。MRI 扫描在病人体位不变的情况下，通过变换层面（方位）选择梯度磁场，可进行横、矢、冠或斜位断层，对显示病变范围、立体地观察病变很有帮助。

（6）无损伤的安全检查 MRI 用射频（RF）波，波长数米，能量仅 10^{-7}eV。从能量看，MRI 的 RF 只有 CT 的 $1/10^{10}$，RF 能量，不能切断 C～H 结合，较为安全。

3. MRI 检查和诊断的缺点

（1）定性诊断困难。

（2）成像速度慢。

（3）有运动伪影。MRI 无骨伪影，但病人自主、不自主运动所引起的伪影可导致检查的失败或降低图像质量。

（4）对钙化灶显示不敏感。MRI 对钙化灶不敏感，一般均表现为低信号。

（5）有禁忌证。装有心脏起搏器，疑有眼球内金属异物者，动脉瘤用银夹结扎术后均应严禁做 MRI 检查，体内留置金属异物或金属假体者不宜做 MRI 检查。

二、运动性损伤的预防

（一）预防运动损伤的意义

体育锻炼的最直接效益在于对身体和心理的促进作用。但大部分体育运动都存在或多或少的风险性，这是由体育运动的本质特点决定的，不可完全避免。因此，如果在运动前、中、后的环节中不重视运动损伤的预防工作，不采取积极的预防措施，就可能发生各种伤害事故，轻者影响正常的学习与工作，重者还可能致残甚至危及生命。因此，就需要采取必要措施加大对运动安全相关知识的教育力度，使运动参与者充分认识到运动损伤预防的重要性。这也对推动我国全民健身运动、体育教学和运动训练具有重要的意义，对提高国民素质和运动技术水平也具有积极的作用。

(二)运动损伤预防的原则

1. 提升指导者意识原则

指导者是体育活动的指导者,对于运动损伤的预防来说,他们的意识首先要得到提升,具体包括对他们积极开展预防运动损伤的宣传教育工作,提高对防伤意义的认识与防伤知识水平。实际上这方面的培养重点是意识上的,当然也要培养他们过硬的体育防护技能。

2. 合理负荷原则

运动负荷对于运动性损伤的发生有较大关系,适当的运动负荷安排有助于减小损伤发生的概率,而大负荷运动则会相应增加这个概率。但在体育运动中,适当的大负荷运动是有必要的,特别是对那种需要在运动技能或身体素质方面有所提升的环节中更是不能缺少。如果必要,则同时需要做好相应的运动损伤预防工作。总的来看,对于日常运动来说,还是应该遵循循序渐进的原则锻炼。

3. 全面加强原则

所谓的全面加强原则,加强的是运动者全面的身体素质。运动锻炼只有在提升全面身体素质的情况下,才能使身体在某方面中不出现"短板",才能获得更好的对运动的适应能力,降低出现运动性损伤的概率。所以,在运动中注重全面性也是预防运动损伤的一种主动的、积极的手段。

4. 严格医务监督原则

在运动者运动时有良好的医务监督是非常重要的,有助于及时发现身体不适,实现早发现、早处理的目的。另外,在运动过程中,对于运动场地、器械和护具等硬件也要进行定期检查,以防范由此引发的运动事故。

5. 自我保护原则

运动者本人对运动安全意识的提升最终都要落实到对自我的运动防护上。这要求运动者首先要建立足够的自我保护意识,其次要掌握一些运动中的自我保护动作,如此才能真正切实提升对运动性损伤的防护能力。

(三)运动损伤预防的措施

鉴于体育运动带有风险性的特点,运动者就需要掌握一些常见的运动损伤的预防措施,由此达到有效控制和减少运动损伤事故发生概率的目的。具体的运动损伤预防措施有以下几点:

(1)在各种身体素质中,力量素质无疑是对预防运动性损伤产生最大作用的一项。良好的肌肉力量可以在运动中展现出足够的爆发力与协调力。这些力量能力可以有效降低运动损伤的发生率及严重程度,如在同等条件下发生身体对抗的两名球员,身体力量占优的一方无疑受伤的概率更低。除此之外,还要针对不同的运动项目,注意加强易伤部位及薄弱环节的锻炼,如足球运动员的腿、篮球运动员的上肢、乒羽运动员的腰部等。

(2)运动者在运动的前、中、后阶段都有必要进行较为全面的体格检查,特别是对那些有过往运动伤病史的运动员更要详细检查。运动者在锻炼中应进行定期普查,普查时应根据专项特点重点检查易伤部位,早期发现各种劳损性损伤,以便及时调整运动负荷与具体周期安排。运动者必须加强自我监督,学会专项多发病的自我监督方法和内脏器官的功能检查,力争对自己的身体有较为透彻的了解。

(3)不同运动项目的保护和预防方法不同,运动者必须根据项目特点学会自我保护的方法,而运动的指导者更应对这些保护和预防方法掌握娴熟,甚至要亲自指导在活动场地周边建造一些必要的保护或隔离设施。

（4）建立运动者、医生和体育活动组织者三结合的制度，对有关运动损伤的问题进行经常性的讨论。有条件的还可以举办一些运动损伤防护、急救的技能比赛。本着"预防为主，救治为辅"的原则，在伤后要正确分析受伤原因，总结经验教训，能够有效地降低运动损伤的发生率。

除了上述四点外，还需要运动组织者或场地提供方关注体育场馆和设备的卫生及其他环境问题。特别是对运动器材的维护和整修要落实到位，不可麻痹大意，如篮球架的坚固程度、足球场地中是否有坚硬物体、泳池中的水质是否符合标准等。

第三节 大学生常见运动性损伤

一、擦伤

（一）原因与症状

擦伤是指肌体表面与粗糙的物体相互摩擦而引起的皮肤表层的损害。擦伤大多数是因运动时皮肤受搓引起的。皮肤出血或者有组织液渗出是擦伤后的主要症状。

（二）治疗方法

（1）较轻较小的擦伤可以用生理盐水或者其他药水冲洗伤部，涂抹碘伏不需包扎，一周左右就可以痊愈。面部擦伤宜涂抹0.1％新洁尔灭溶液。

（2）通常较大的擦伤伤口易受污染，需用碘酒或者酒精在伤口周围消毒，如果创面中嵌入沙粒、炭渣、碎石等，应用生理盐水棉球轻轻刷洗，消除异物，消毒后撒上云南白药或者纯三七粉，盖上凡士林纱布，适当包扎。如果不发生感染，两周左右即可痊愈。

（3）关节周围的擦伤，在清洗、消毒后，最好用磺胺软膏或青霉素软膏等涂敷，否则会影响活动，并易重复破损。

二、拉伤

（一）原因与症状

拉伤指肌肉受到强烈牵拉所引起的肌肉微细损伤、部分撕裂或者完全断裂。大学生体能训练中，大腿后群肌肉和小腿后群肌肉的拉伤最为常见。

拉伤后会出现局部疼痛、肿胀、压痛、肌肉发硬、痉挛、功能障碍等症状。如果肌肉断裂，伤员受伤时多有撕裂感，随之失去控制相应关节的能力，并可在断裂处摸到凹陷，在凹陷附近能够摸到异常隆起的肌肉断端。

（二）治疗方法

（1）拉伤时应立即采用氯乙烷镇痛喷雾剂等进行局部冷敷，加压包扎，并把患肢放在使受伤肌肉松弛的位置，以减轻疼痛。

（2）肌纤维轻度拉伤及肌肉痉挛者，用针刺疗法会取得良好的效果。

（3）肌肉、肌腱部分或者完全断裂者应在局部加压包扎，固定患肢后，马上送医院诊治，必要时还要接受手术治疗。

（4）通常拉伤48h后才能开始按摩，但手法一定要轻缓。

三、撕裂伤

（一）原因与症状

撕裂伤指受物体打击而引起的皮肤和皮上组织均出现规则或者不规则的裂口，有不同程度的出血和污染，如争头球时头部相互碰撞发生的眉际撕裂伤等。

撕裂伤包括开放伤和闭合伤两种。开放伤就会出现出血、周围肿胀的症状。闭合伤就会出现触及时有凹陷感和剧烈疼痛的症状。眉际撕裂和跟腱撕裂等是常见的撕裂伤。

(二)治疗方法

(1)轻者可以先用碘酒或者酒精消毒,然后用云南白药或者其他药物和方法止血,再用消毒纱布覆盖,并适当加压包扎。

(2)如不能制止出血,应尽量在靠近伤口处按规定缚以止血带,立即送医院治疗。

(3)伤口较大、较深、污染较严重时,应立即送医院进行清创缝合手术,并口服或注射抗生素药物预防感染,并按常规注射破伤风抗霉素。

四、挫伤

(一)原因与症状

挫伤指肌体某部受钝性外力作用,导致该处及其深部组织的闭合性损伤。大腿的股四头肌和小腿前部的骨膜和后部的小腿三头肌、腓肠肌是最常见的挫伤部位,此外腹部、上肢、头部的挫伤也时有发生。挫伤后,以疼痛、肿胀、皮下出血和功能障碍的症状为主。

(二)治疗方法

(1)受伤后应马上进行局部冷敷、外敷新伤药等,适当加压包扎,并抬高患肢,以减少出血和肿胀。

(2)股四头肌和小腿后群肌肉的严重挫伤多伴有部分肌纤维的损伤或者断裂,组织内出血形成血肿,应将肢体包扎固定后,迅速送医院诊治。

(3)头部、躯干部的严重挫伤可能会伴有休克症状,应认真观察呼吸、脉搏等情况。休克时,应首先进行抗休克处理,使伤员平卧休息、保温、止痛、止血,疼痛甚者,可口服可卡因,或者肌肉注射杜冷丁,并立即送医院诊治。

五、关节、韧带扭伤

(一)髌骨劳损

1. 原因与症状

髌骨是维护膝关节正常功能的主要结构,它具有保护股骨关节面、维护关节外形以及传递股四头肌力量的作用。

在体能训练中,膝关节长期负担过重、反复损伤累积或者一次直接外力撞击是髌骨劳损产生的重要原因。

2. 处理

(1)采用按摩、中药外敷、针灸等方法进行治疗。

(2)平时应加强膝关节肌群的力量练习。病情出现好转,就可以逐渐增加练习的时间。

(二)肩关节扭伤

1. 原因与症状

肩关节扭伤通常由于肩关节用力过猛、反复劳损或者技术错误造成。它的症状有压痛、疼痛,急性期有肿胀,慢性期三角肌可能出现萎缩,肩关节活动受限的现象。

2. 处理

(1)单纯的韧带扭伤,可以采用冷敷和加压包扎的方法处理。在受伤24h后可以进行按摩、理疗、针灸治疗。

(2)如果出现韧带断裂的情况就应立即送医院缝合和固定处理。

(3)当肩关节肿胀和疼痛减轻后,可以适当进行功能性锻炼。

(三)急性腰伤

1. 原因与症状

大学生进行实用体能训练时,身体重心不稳定或者肌肉收缩不协调,都容易引起腰部扭伤。多数腰伤因腰部受力过重或者进行脊柱运动时超过了正常的生理范围所导致。在损伤后,会出现疼痛的症状,有时还会瞬间听到"咯咯"的响声,有时也会出现腰部肌肉痉挛和运动受限的状况。

2. 处理

(1)让患者平卧,不应立即搬动。

(2)疼痛剧烈,就应及时用担架抬送到医院进行诊治。

(3)处理后,应卧硬板床或者腰后垫一枕头,使肌肉韧带处于放松状态。

(4)也可以用针灸、外敷伤药或者按摩的方法进行治疗。

(四)膝关节侧副韧带损伤

1. 原因与症状

引起膝关节侧副韧带损伤的原因是当膝关节弯曲时,小腿突然外展外旋,或者当足和小腿固定时,大腿突然内收内旋。膝关节外侧韧带伤是当膝关节弯曲时,小腿突然内收内旋,或者当足固定时,大腿突然外展外旋所造成的。半月板伤是膝关节在屈伸过程中同时有膝关节的扭转、内外翻动所造成的。

出现韧带损伤后,膝关节会疼痛、肿胀,扭伤部位有压痛,周围肌肉痉挛,活动受限,膝关节不敢用力伸展,轻度跛行。如果膝侧韧带完全断裂,伤部可以触及韧带断裂的凹陷,功能会完全丧失。如果半月板受伤,那么膝内常伴有清脆的响声。

2. 处理

(1)如果损伤的程度较轻,局部外敷伤药,内服消肿止痛药即可。在肿痛减轻后,再进行针灸、按摩、理疗等。

(2)部分韧带撕裂的患者,早期局部冷敷,加压包扎,抬高患肢,固定膝部,内服止痛药,在受伤48h后可以进行按摩、理疗、外敷或者内服中药。

(3)如果患者的韧带完全断裂,那么一旦确诊,就应尽早手术缝合。手术后要积极进行功能性锻炼。

(五)踝关节扭伤

1. 原因与症状

在训练中跳起落地时失去平衡,踝关节就容易过度内翻或者外翻而引起踝关节扭伤。在场地不平坦、准备活动不充分的情况下,更易造成这类损伤。踝关节扭伤的主要症状是肿胀、伤处疼痛、韧带损伤处有明显压痛、皮下瘀血等。

2. 处理

(1)立即进行冷敷,用绷带固定包扎,并抬高伤肢。

(2)在受伤24h后,根据伤情采取综合的治疗方法,必要时进行封闭治疗。

(3)扭伤严重的患者,可以用石膏固定。

(4)在病情好转后可以进行功能性的练习。

(六)指间关节扭伤

1. 原因与症状

由于手指受到侧方的外力冲击而造成指关节扭伤。扭伤后,关节肿胀、疼痛、压痛、活动受限、伸屈不灵活。如果出现关节变形、明显肿胀及触摸时剧痛的症状,就可能是关节脱位,应及时到医院进行治疗。

2. 处理

(1)如果伤得较轻,可以冷敷或者轻度拔伸牵引,轻捏数次,然后用粘膏、胶布等将受伤指和靠近的健指相固定,第三天开始练习主动屈伸活动,外擦舒活酒或者红花油。

(2)如果关节脱位,需立刻到医院进行治疗。

(七)网球肘

网球肘又名肱骨外上髁炎。其特点是肱骨外上髁疼痛。本病多见于网球、羽毛球、乒乓球运动,击剑也是易发项目。

1. 损伤机制及病理

肱骨外上髁为前臂伸肌群的附着点,肱骨外上髁炎是由于外上髁伸肌总腱,尤其是桡侧伸腕短肌的慢性牵扯引起的。这些肌肉反复收缩牵拉肌肉起点,造成外上髁的累积性损伤(图 5-1)。因此,凡需反复用力活动腕部的动作均可导致这种损伤,网球、羽毛球、乒乓球运动员常患此病,也见于钳工等职业和家庭主妇。

肱骨外上髁炎的基本病理变化是慢性损伤性炎症,有以下几种表现:外上髁尖部的筋膜炎、骨膜炎;外上髁的微小撕脱骨折;肱骨外上髁与桡骨头之间的肌筋膜炎或肱桡关节滑膜炎;伸肌总腱深部的细小血管神经束,在穿过肌腱和筋膜时被卡压。

有学者认为,网球肘的病理改变属典型的末端病改变。其腱止点部可因摁伤出现纤维断裂、镜下骨折、腱变性血管增生,继发止点骨质增生或腱的钙化骨化。在腱的周围和髌腱末端病一样,也有表面的筋膜粘连血管增生,腱下的疏松组织也有损伤性炎症与粘连,与髌腱的腱周围炎改变相似(图 5-2)。

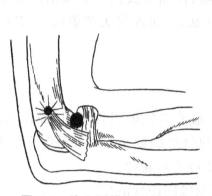

图 5-1　外上髁的累积性损伤

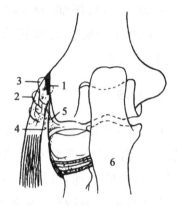

图 5-2　网球肘的病理改变

2. 临床表现及诊断

凡有上述职业、工种者,逐渐出现肘关节外侧疼痛,疼痛可向肘关节上方、下方放射。做反手挥拍动作或双手拧绞动作(如拧毛巾)时疼痛明显,重者可出现患肢突然肘软无力的现象,即使手提不重的物品时,也可突然发生不可抑制的无力感而失手丢掉物品。体征:外上髁或腱止点、桡骨小头、肱桡关节间隙处压痛,关节活动度正常,局部肿胀不常见。网球肘试验(Mills 试验)是诊断网球肘的特异检查方法,即先让患肘屈曲,然后屈腕屈指,前臂旋前,同时伸肘。此过程中肘外侧出现疼痛即为阳性(图 5-3)。抗阻伸腕试验:抗阻时伸腕,肱骨外上髁出现疼痛即属阳性,此方法阳性率较高。

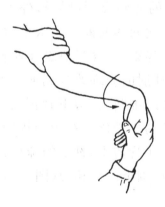

图 5-3　网球肘试验

3.治疗方法

治疗方法有保守和手术治疗两种。

(1)保守治疗。①限制腕关节的活动,特别是限制用力握拳伸腕动作是治疗和预防复发的基本原则。②局部注射肾上腺皮质激素类药物,可消除水肿炎症,抑制纤维组织增生及粘连。压痛点最明显的中心是局封的部位,应注入腱止点及腱膜下间隙。每周 1 次,有时需重复注射 2~3 次。对少数封闭治疗无效的患者,可予石膏托制动以缓解无菌性炎症。③早期在前臂近端肌腹处缠绕弹力绷带可减少腱起点处的牵拉应力,减轻症状。④推拿按摩、中药熏洗、理疗有一定效果。⑤体外冲击波治疗。体外冲击波最先用于治疗泌尿系结石,近年来随着体外冲击波在骨科应用的不断发展,已被应用于治疗网球肘并取得良好效果,国内外学者报道治疗病程长、症状顽固的网球肘患者,疗效显著,且复发率低。已有证据表明,体外冲击波可能通过提高痛阈而使疼痛减轻或缓解,体外冲击波的确切作用机制,还需进一步探讨。

(2)手术治疗。对少数保守治疗无效、症状严重、明显影响训练及生活者,可采用手术治疗。施行伸肌总腱起点松解术或卡压神经血管束切除结扎术。

(八)腰肌劳损

腰椎周围有许多肌肉和韧带等软组织,对维持体位,增强脊柱稳定性、平衡性和灵活性起着重要作用。

1.病因

部分患者由于急性腰部扭伤,未经及时合理的治疗,而形成慢性创伤性瘢痕及粘连,腰肌力量减弱并发生疼痛;另一部分患者可来自长期积累性创伤,大多数与职业性体位有一定关系,如长期坐位工作及弯腰工作者。损伤后由于腰部肌力失调,形成疼痛和保护性肌痉挛进而发生一系列病理变化。肌肉失调、肌肉痉挛和肌肉挛缩是形成慢性软组织损伤性腰痛的三联病理反应，如不及时纠正，新旧创伤交杂一起，症状将更为复杂。此为腰肌劳损的主要病因。运动员中腰肌劳损可由一次急性腰扭伤，治疗不彻底就投入训练引起，也可由长期训练腰肌积累性劳损造成。

2. 临床表现

一般发病缓慢，病程较长，常有长期弯腰、坐位或其他不良姿态下工作或劳动后逐渐发病的病史。部分患者为急性腰部扭伤后未经及时合理治疗而转为慢性腰痛，症状一般较轻。患者常感腰部酸胀、沉重不适，活动多或劳累后加重，休息后减轻，不能久坐或久站，经常要变换体位。X线检查多无异常。诊断主要依靠详细询问病史和体格检查，但需认真排除其他原因引起的腰痛。

3. 治疗

（1）非手术治疗。非手术治疗是腰肌劳损的主要治疗方法，以消除病因、协调平衡、防止复发为原则。具体包括以下方法：①消除病因。纠正不正确的训练、工作习惯及体位。②热疗。急性损伤最初几天后可采用。一般选用局部热疗，可使腰部肌肉松弛，增加血液循环和淋巴回流，减少疼痛。③药物治疗。可采用消炎镇痛药、肌松药、镇静剂等。④局部封闭。痛点明确固定者可采用普鲁卡因加醋酸泼尼松龙局部注射，5d 1 次，2～3 次一疗程。⑤运动疗法。对巩固疗效、预防复发及增强体质有重要作用，强调对习惯性动作及姿势的对抗性动作的练习。⑥按摩和手法治疗。疗效值得肯定，但应由有经验的专业人员进行操作，避免因操作不当加重腰背肌劳损。⑦休息。急性损伤休息 3～4 周，至损伤组织完全恢复为止。

（2）手术治疗。只适用于某些特殊患者，如腰部肌肉损伤后破裂、肌疝还纳、增生性筋膜条索肿块摘除、挛缩肌筋膜组织松解等。指征应严格掌握,否则不仅不能解决原有症状,还会带来新的问题。

4．预防

预防是降低发病率的根本方法,具体方法有以下几种:

(1)辅导患者了解腰痛的基本知识。

(2)培养患者在相应工作中正确的身体姿势,避免在一个固定的体位下长时间工作和训练。

(3)遵守各项工作条件和制度,劳逸结合,改进工作条件。

(4)增强体质,提高腰肌耐力,进行腰腹肌锻炼。

(5)指导患者学会几种预防和缓解腰肌劳损的保健操。

六、骨折

(一)原因与症状

骨折损伤比较严重,可以分为不完全性骨折和完全性骨折两大类。训练中身体某部位受到直接或者间接的暴力撞击时,容易造成骨折。

骨折后的症状是肿胀,有剧烈疼痛,皮下瘀血,肢体失去正常功能,肌肉产生痉挛,有时骨折部位发生变形,移动时可以听到骨摩擦声。如果骨折严重,常常会伴有出血和神经损伤、发烧、口渴甚至休克等全身性症状。

(二)治疗方法

(1)骨折固定前最好不要移动伤肢,以免增加伤员的痛苦和伤情,应尽快固定伤肢,限制骨折断端的活动。对大腿、小腿和脊柱骨折应就地固定。

(2)对有伤口或者开放性骨折的伤员,首先要止血,止血多采用止血带法和压迫法。用消毒巾或者纱布包扎后,及时送医院治疗。对已暴露在伤口外的骨折断端不要放回伤口内,以免引起感染,也不可任意去除。

(3)如出现休克和大出血等危及生命的并发症时,应立即抢救休克和止血,给予伤员较强的止痛药物,平卧保暖,针刺人中等,这时可以采取简要的止休克措施。

(4)使用固定用具,长短宽窄要合适,长度须超过骨折部的上、下两个关节,夹板与皮肤之间要有垫衬物固定,先固定骨折部的上面和下面,再固定上下两个关节。

(5)伤肢固定后要注意保暖,检查固定是否牢靠。四肢固定时要观察肢端是否麻木、发冷、疼痛、苍白或者青紫,如出现这些情况则说明包扎过紧,需要放松一些。

第四节　不同部位运动性损伤的急救

在参与体育运动中,身体的许多部位都有可能出现运动损伤,特别是四肢和腰部,是损伤高发部位,这与这些部位为主要发力部位有关,或者是经常运用关节活动的部位。本节对不同部位中最为常见的运动性损伤的处理方法进行研究。

一、锁骨骨折

锁骨呈"S"形,连于胸骨和肩峰之间。锁骨位置表浅,易发生骨折,多见于自行车运动及摔跤运动。

(一)伤因及类型

间接或直接暴力均可引起锁骨骨折。间接暴力多因跌倒时单臂撑地或肩部着地,造成锁骨骨折。这在运动员中最为常见。例如,自行车比赛,双足必须在特制的"足镫"上。一旦发生意外双足未能及时脱出,摔倒时就很容易因间接扭力造成锁骨骨折,且多为横断形或短斜形骨折。直接暴力作用于锁骨,多发生横断形或粉碎性骨折。粉碎性骨折的骨折片,如向下移位,有时可压迫或损伤锁骨下的神经和血管。骨折后远端由于肢体的重量和胸大肌的牵拉向前下方移位(图5-4)。锁骨骨折以中1/3和中1/3与外1/3连接处最为多见。

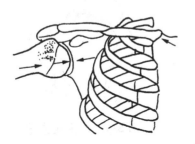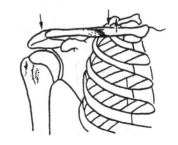

图 5-4　锁骨骨折

(二)临床表现及诊断

伤后患者多用手托肘,头偏向患侧,下颏转向健侧,以减轻胸锁乳突肌牵拉骨折端而产生的疼痛。由于锁骨位于皮下,骨折后局部肿胀和压痛明显,可触到错位的骨折断端及听到骨擦音,诊断并不困难。但对儿童青枝骨折和疲劳性骨折,应仔细检查压痛、畸形,并摄X线片确诊。

(三)治疗方法

对无错位或青枝骨折的锁骨骨折,用三角巾悬吊2～3周即可。有错位的锁骨骨折可用以下方法处理:

(1)手法复位。伤员坐在凳子上,两手叉腰挺胸。用1%普鲁卡因注入骨折端局部血肿内,术者立于患者背侧,将一足蹬在凳上,膝抵于肩胛间,双手将伤员双肩向背侧缓缓牵拉,同时,嘱患者耸肩挺胸,即可复位(图5-5)。

(2)外固定方法。用手触摸骨折断端对位良好后,局部置纸压垫,然后,将预先制好的两个大小合适的包有棉花的绷带圈分别套在两肩,在后面将圈扎住即可(图5-6)。4～6周后即可摘除。

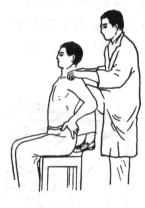

图 5-5 手法复位

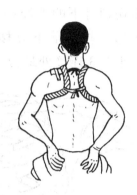

图 5-6 外固定方法

（3）手术切开复位。开放性骨折或合并神经血管损伤的骨折,可手术开放复位,并用克氏针或钢板螺钉固定。

二、颈椎损伤

颈椎是承受头部的支柱,除寰枢椎之间无椎间盘以外,其余各颈椎之间均有椎间盘相连,其结构与腰椎间盘基本相同,由纤维环、髓核和软骨板组成。颈项部是活动较频繁、活动方向与范围较大的部位,能做前屈、后伸、左右侧屈、左右旋转等活动。颈部活动度较大,因此发生损伤的机会也较多。在运动性损伤中,颈椎间盘突出症多见于体操、排球、水球、游泳、跳水和自行车等运动项目。

（一）病因及病理

颈部长期屈曲,造成慢性劳损。如排球、游泳等引起椎间盘变性,再由某一颈椎的动作突然发病。也有的是症状逐渐出现。如跳水运动员动作失误,头部骤然前屈发生急性损伤。部分病员有椎间盘退行性变,在损伤时,更易造成颈椎间盘突出。病理变化是纤维环破裂,核突出或脱出,压迫了椎间盘的周围组织,如压迫韧带而产生颈、肩及肩胛部疼痛。

(二)临床表现

(1)多有慢性损伤史,发病缓慢,病程较长。

(2)颈痛逐渐加重,向一侧或两侧肩、臂和手部放射,以肩颈痛为甚。颈部僵硬,活动受限,头晕、头痛、意识障碍、出现视觉症状如复视、视力减退、模糊等,咳嗽、喷嚏会使肩臂疼痛加重。

(3)检查:颈部肌肉痉挛,活动障碍,突出部位的棘突间和椎旁压痛明显,疼痛向肩臂放射。叩击头顶部,出现颈部痛和放射痛。将头颈向上牵引时,疼痛反而减轻,髓核突出压迫神经根,导致肌肉萎缩、无力和感觉异常。

(4)X线检查:摄颈部正位、侧位和斜位片,有助于诊断。如果颈椎正常曲线变直或有成角即有诊断意义。侧位片能看到正常的颈椎生理弧度消失,损伤部位的椎间盘之间隙变狭窄,颈椎前后缘有唇样骨质增生,椎间孔变窄等。

(三)治疗

1. 颈椎牵引

颌枕牵引法:患者坐位,头稍前屈,用颌枕吊带牵引,牵引重量从 3～5kg 开始,增至 8～10kg,但牵引重量不宜超过体重 1/4,一般不超过 20kg,牵引时间控制在 15～30min,一日 2～3 次。既要取得疗效,又要让患者能够耐受。坚持数周,可以缓解肌肉痉挛,减轻神经根受压情况,效果较好。

2. 复位

推顶法复位:患者坐位,甲助手双手握患者双肩,膝顶胸背部,乙助手一手托下颌,另一手扶按头枕部,二人持续对抗牵引 3～5min,术者站在患侧,手臂抱住伤员头部,用肘窝托其下颌,手掌固定对侧头顶,另一手拇指按住患部,在维持牵引下,拇指用力向椎间隙推顶,头部后伸,使之还纳。手法结束后,做表面抚摩,放松肌肉。术后患者卧床休息,头须保持后伸。

三、胸骨骨折

胸骨骨折非常罕见,常因暴力直接作用于胸骨区或挤压所致。骨折常发生在靠近胸骨体与胸骨柄连接的胸骨体部,骨折线多为横形,如有移位,下折片向前方移位,其上端重叠在上胸骨片下端,胸骨后的骨膜常保持完整。临床表现为胸骨肿胀、疼痛,可伴有呼吸、循环功能障碍。单纯无移位者以卧床休息、止痛为主,有移位者以手法或手术复位。

(一)病因及表现

1.病因

胸骨骨折通常由直接暴力冲击所致,如车祸时,方向盘对司机胸部的撞击。

2.表现

胸骨骨折的临床表现为胸骨处肿胀、压痛,可伴有呼吸道、胸腔血管或脊柱损伤。

(二)诊断与治疗

1.诊断

根据胸前区撞击后出现局部疼痛及压痛可做出初步诊断。如骨折移位,可见局部变形;合并数条肋骨或肋软骨骨折时,可出现反常呼吸运动,可有呼吸、循环功能障碍。斜位及侧位 X 线片可明确胸骨骨折的诊断。

2. 治疗

（1）闭式手法复位。患者仰卧，胸骨过伸，双臂上举超过头部，用普鲁卡因局部麻醉后，在胸骨骨折的下折段用力加压使之复位。此法适用于胸骨横断并有移位之骨折。

（2）手术固定。用于骨折移位明显，手法复位困难或胸骨骨折伴有连枷胸者。手术可在局麻或全麻下进行，在骨折处正中切口，用骨膜剥离器或持骨器撬起骨折端，使之上下端对合，然后在骨折上、下折段钻孔，以不锈钢丝固定缝合。

四、四肢骨折

（一）病因及表现

由于四肢的活动度大，骨折后如不进行有效的固定及包扎处理，势必加重其损伤，所以，一旦确定存在四肢骨折，在转运伤员前，必须对骨折局部进行现场处理，以减少骨折断端的异常活动，防止伤肢的肌肉和神经血管发生继发性损伤。

（1）直接暴力：为暴力直接作用于骨骼某一部位而致该部骨折，常伴有不同程度软组织破坏。

（2）间接暴力：作用时通过纵向传导、扭转或杠杆作用使远离外力部位发生骨折。

（二）治疗

1. 前臂骨折的现场急救固定

（1）有支撑物固定时，使前臂处于中立位，肘关节屈曲成直角，腕关节稍向背屈，掌心朝向胸部（即拇指指向患者鼻子的位置），五指张开。固定范围由肘部到手掌，骨突部垫好棉花或软布，取宽窄合适的两块木板，如无木板用厚纸板或多层折叠的书报亦可,分别放在前臂掌侧与背侧,只有一块木板时放在背侧,并在手心放棉花等柔软物,让伤员握住,然后用纱布带或三角巾将上下两端固定,再屈肘90°,用布条或三角巾将前臂悬吊在胸前。

(2)无支撑物如现场找不到木板、纸板或书报类物品时,为了救急,也可将伤臂用衣襟直接固定在躯干上。方法是利用伤员身穿的上衣,将伤臂屈曲贴于胸前,把手放在第三、四纽扣间的前衣襟内,再将伤侧衣襟向外翻,反折上提,托起前臂衣襟角系带,拉到健肢肩上,绕到伤肢肩前与上衣的衣襟打结。无纱布带时可在衣襟角剪一小孔,挂在第一、二纽扣上,再用腰带或三角巾经肘关节上方绕胸部一周打结固定。

2. 上臂骨折及肩关节脱臼的临时固定

将宽窄合适的两块木板分别置于上臂内外两侧,如只有一块木板时则放在上臂外侧,用绷带或布条将上下两端扎牢固定,肘关节屈曲90°,前臂用布条或三角巾吊起。如无小夹板及替代品,也可用宽布带或三角巾将上臂固定到胸壁上,屈肘90°,再用三角巾或布条将前臂吊于胸前。

3. 大腿骨折的现场急救

伤员仰卧,伤腿伸直,取两块长短不等的木板,长板放在外侧,由踝部到腋窝,短板放在内侧,由踝部至大腿根,膝关节及踝关节周围骨突处及间隙部位先垫好棉花或软布,用数条三角巾或布条将骨折上下两端先固定,然后分别在腋下、腰部及膝、踝等处扎牢固定。同时,应脱去伤肢的鞋袜,以便随时观察血液循环情况。如果现场无法找到合适的固定器材时,可利用对侧健肢作固定,方法是用三角巾、绷带,或腰带、布条等将两下肢捆扎在一起,两膝两踝之间及空隙处垫上一些软性布料。

4. 小腿骨折的现场急救

取长短大致相等的两块木板,长度为由脚跟部到大腿中段,在骨突部用棉花或布料加垫后分别放于小腿的内侧和外侧（只有一块木板则放在外侧），用三角巾或布条分别固定。如无木板，也可像大腿骨折一样采取双下肢固定在一起的方法。

五、腰椎间盘突出

腰椎间盘突出症，又称腰椎间盘纤维环破裂症、腰椎间盘髓核突出症。大多是由于以前有腰部扭伤或者经常从事腰部活动疲劳积累导致的。一般在 20～30 岁以后，随着年龄的增长，以及不断地遭受挤压、牵引和扭转等外力作用，使椎间盘逐渐退化，髓核含水量逐渐减少而失去了弹性，纤维环可发生萎缩变形导致腰椎间盘突出。

外力作用是导致腰椎间盘突出主要的外部因素，一次急性腰部扭伤，或长期反复损伤可诱发腰椎间盘突出。

（一）主要症状

（1）多有不同程度的外伤史。少数患者有腰部受寒史。

（2）伤后立即出现腰部一侧或两侧剧烈疼痛。伤侧腰肌痉挛，僵硬，活动受限，患肢发凉，小腿外侧，足跟、足背及足趾处有麻木感。

（3）坐卧及行走困难，以后逐渐产生坐骨神经痛。咳嗽、打喷嚏、伸腿坐起、直腿抬起、直腿弯腰、步行、弯腰、屈颈等动作可使神经根受到牵拉引起疼痛加剧。站立后或行走时疼痛加重，侧卧休息则会减轻，夜晚疼痛加重，甚至不能入睡。

经临床医学检查可见，大约 80%～90% 的患者脊柱有明显的“S”形侧弯，多数突向患侧。腰椎生理前凸减少或消失，呈板平状或有轻度后凸。约 90% 的患者腰部屈伸和左右侧弯呈不对称性受限。

（二）急救与治疗

（1）绝对卧床休息。初次发作时，应必须卧床休息，强调大、小便均不应下床或坐起。卧床休息 3 周后可以在佩戴腰围保护下起床活动,3个月内不做弯腰持物动作。缓解后,应加强腰背肌锻炼,以减少复发的概率。

(2)牵引治疗。采用骨盆牵引,可以增加椎间隙宽度,减少椎间盘内压,从而使椎间盘突出部分回纳,减轻对神经根的刺激和压迫,治疗需在专业医生指导下进行。

(3)理疗推拿和按摩可缓解肌肉痉挛,减轻椎间盘内压力,但注意暴力推拿按摩可能导致病情加重,应慎重。

(4)支持治疗。可尝试使用硫酸氨基葡萄糖和硫酸软骨素进行支持治疗。硫酸氨基葡萄糖与硫酸软骨素在临床上用于治疗全身各部位的骨关节炎,这些软骨保护剂具有一定程度的抗炎抗软骨分解作用。

六、膝关节损伤

(一)膝关节半月板损伤

半月板具有缓冲外力和稳定膝关节功能的作用。在运动性损伤中,半月板损伤多见于足球、篮球、排球、体操、田径和跳伞等运动项目,也常见于矿工、搬运工等。

1. 病因病理

半月板损伤的病因分为撕裂性外力和研磨性外力。

(1)当膝关节在半屈曲位下旋转活动,可使股骨牵动内侧副韧带,内侧副韧带牵动内侧半月板的边缘部而发生撕裂伤。

(2)研磨性外力导致半月板损伤者,多发生在外侧半月板。因正常膝关节有 $3°\sim5°$ 外翻,外侧半月板负重较大,长期受关节面的研磨(如长期下蹲位工作),可引起膝外侧半月板慢性损伤。如篮球运动员抢篮板球落地后,立即转身起动,足球运动员两人对脚,铅球运动员投掷出手,后腿用力蹬地时膝关节旋转伸直等,都可以造成半月板损伤。

2. 临床表现

（1）多数患者有膝关节扭伤史。

（2）伤后膝关节立即出现剧烈疼痛，关节肿胀，屈伸功能障碍。慢性期或无明显外伤史者，病程长，持续不愈。主要症状是膝关节活动疼痛，行走和上下楼时疼痛尤为明显，伸屈膝关节时，膝部有弹响，约有 1/4 的患者出现"交锁症"，即在行走的情况下突发剧痛，膝关节不能伸屈，状如交锁，将患膝稍作晃动，或按摩 2～3min，即可缓解并恢复行走。"交锁症"在半月板损伤检查中有一定意义。

3. 治疗

（1）固定早期可用后侧夹板将膝关节固定屈膝 3～4 周，以限制膝部活动，并禁止下床负重。

（2）推拿按摩。①解除交锁法。急性损伤疼痛或出现"交锁症"时，首先应解除交锁。患者取仰卧位，下肢伸直，放松患肢，施术者立于患侧。施术者用手按在膝关节疼痛处，然后慢慢摇晃，伸屈膝关节。或一手捏住膝部，另一手握踝关节上方，徐徐屈伸膝关节，并轻轻内收、外旋小腿，直至交锁症状消失，最后用长铁丝托板适当固定膝关节。②屈曲旋转法。对急性损伤的患者，可做一次被动的伸屈活动。患者取仰卧位，下肢伸直，放松患肢，施术者立于患侧。施术者左拇指按摩痛点，右手握踝部，徐徐屈曲膝关节并内外旋转小腿，然后伸直患膝，可使局部疼痛减轻。③按压拿捏法。进入慢性期，每日或隔日做一次局部推拿。患者取仰卧位，下肢伸直，放松患肢，施术者立于患侧。施术者先用拇指按压关节边缘的痛点，然后在痛点周围做推揉拿捏，可促进局部气血流通，使疼痛减轻。外擦舒活酒，按摩膝部及其上下，常用表面抚摩、揉、捏、搓等手法，或用掌根或拇指指腹揉压患部。选用足三里、阴陵泉、阳陵泉、血海、风市等穴。

(二)膝关节内侧副韧带损伤

膝关节内侧副韧带损伤在运动性损伤中,多见于篮球、排球、足球、跳高、跳远和体操等运动项目。也常见于体力劳动者。

1. 病因病理

(1)膝关节的内侧及外侧各有坚强的副韧带附着,它与关节内的十字韧带是维持膝关节稳定的重要结构。内侧副韧带起于股骨内髁结节,止于胫骨内髁,具有稳定膝关节,限制膝关节外翻、外旋的作用。当膝关节伸直或轻度屈曲时,外力致使膝关节骤然内、外翻,可引起侧副韧带的损伤。因膝关节外侧易受到外力的撞击,故膝内侧副韧带损伤较外侧副韧带损伤多见。如篮球运动员在半蹲位急速运球而滑倒、足球运动员带球过人时与他人对脚,都容易将膝关节内侧副韧带扭伤。又如足球运动的"两人对足",守门员向一侧倒地救球,跳箱落地时两腿未并拢而向一侧倾倒。

(2)膝外侧直接受外力的作用也可以使膝关节强制外翻而伤及内侧韧带。

(3)损伤时可能伴有内侧半月板撕裂伤,严重者还可合并十字韧带的损伤。

2. 临床表现

(1)有明显的外伤史。

(2)局部肿胀、疼痛,压痛明显,压痛点在股骨内上髁,皮下有瘀斑,膝关节伸屈活动受限。

3. 治疗

(1)韧带部分撕裂。①固定。早期用铁丝托板固定膝关节微屈位3~4周。②中药治疗。早期:治宜祛瘀消肿止痛,方用七厘散,一次39克,一日2次。外敷:一号新伤药加大黄、蒲黄、莪术、牛膝等研末,水调匀外敷。中后期:治宜温经活血、壮筋活络,方用小活络丹,一次 59g,一日 2 次。外敷:当归、赤芍、白及、骨碎补、儿茶、土茯苓等研末,水调匀外敷。若局部有硬条,南星、红花、川芎、川乌、草乌、木香、革薢、牙皂等研末,水调匀外敷。

(2)韧带完全断裂。若内侧副韧带完全断裂,应尽早做修补术。术后用长铁丝托板或石膏托板于微屈位固定 4～6 周。解除固定后,结合按摩、中药熏洗和功能锻炼等治疗。

第六章　大学生常见运动性病症研究

从大学生在运动过程中出现的伤病来看,不仅包括那些外显的、能直观看出的运动性损伤,还包括一些发生在体内的各种运动性病症。本章研究大学生常见运动性病症及防治。

第一节　运动性病症概述

不论是平常的体育教学还是训练比赛,在运动过程中,除了会出现运动损伤,也会出现运动性病症。运动性病症是由于运动负荷过重或训练计划安排不当,导致机体各个器官、系统的功能紊乱或出现病理改变。

运动性病症在某种意义上来说具有特殊性,能够对学生的运动水平和身体健康产生消极影响,严重的还会使学生失去运动能力,甚至产生生命危险。

如果及时发现运动性病症,及时进行诊断、处理和治疗,并在平常生活中采取有效的预防措施,不但能消除病痛,还能将患病的风险降到最低,延长运动寿命。

一、运动性病症的分类

对运动性病症进行分类的方法有很多,为了及时诊断和治疗,一般将其按照以下三种方法进行分类:

(一)按照病因

依据出现病症的原因来分,可以将运动性病症分为以下类型:

(1)过度紧张综合征。

(2)运动性中暑。

(3)肌肉痉挛。

(4)溺水。

(5)运动性冻伤。

(6)其他病症。

(二)按照疾病缓急

(1)急性疾病:包括晕厥、休克、溺水、运动性猝死等。

(2)慢性疾病:包括过度训练综合征、停训综合征、女性运动员三联征等。

(三)按照发病系统

根据运动性病症所处的系统,可以分为以下几种类别:

(1)呼吸系统性病症,包括运动性哮喘等。

(2)消化系统病症,包括运动性腹痛、胃肠道症候群等。

(3)造血系统病症,包括运动性贫血等。

(4)循环系统病症,包括心律失常、高血压等。

(5)内分泌系统病症,包括女性运动员三联征等。

(6)泌尿系统病症,包括如运动性血尿、运动性蛋白尿等。

二、运动性病症的诊断

对于运动性病症的诊断在医学界仍是个难点,因为很多运动性病症没有典型特征,在表现上与常见的内科疾病区别不大,因此不容易诊断出来。

在运动性病症的诊断上,应结合学生的运动负荷、自身感觉、体征和临床检查结果进行综合判断。

三、运动性病症的治疗原则

(一)病因治疗

根据发病的原因来治疗,相应地采取一些措施,如调整运动负荷量,改变训练内容和方法,更改训练地点,就能够消除症状和体征。

(二)对症治疗

根据发病的症状,可服用西药和中药,包括镇静安眠、降压等类药物,多种维生素和矿物质复合制剂,中药类灵芝、刺五加以及各种中药方剂等。此外,理疗、针灸、按摩和水疗也是常见的治疗方法。

第二节 运动性病症常见病因及预防

一、运动性病症的病因

(一)训练和比赛安排不当

在运动训练的某些周期中由于运动负荷量较大,缺乏必要的间隔和休息,导致运动员的疲劳积累而引起的各器官系统的功能紊乱或病理改变;或由青少年运动员运动负荷量增加过快所致;或运动员伤病后过早开始训练或比赛;或连续参加重大比赛导致运动员身心疲惫所致。

(二)身体机能下降,心理状态不佳

在训练中,频繁地更改地点、季节交替、长时间旅途、到陌生

的地段训练(如高原训练),往往会使运动员身体状态下降,引发各种运动性病症;此外,当运动员情绪低落、心浮气躁或比赛压力过大时,也容易诱发各种运动性病症。

(三)运动项目自身特点所致

还有一种情况是运动项目的自身特点就容易导致某些运动性病症的发生。

比如像中长跑、自行车、游泳等周期性耐力项目,由于运动负荷量过大,就容易发生过度训练综合征、过度紧张综合征、肌肉痉挛、晕厥、运动性贫血、女性运动员三联征等病症。

而像拳击、跆拳道、散打等具有明显对抗性的项目中,由于运动员的身体经常遭受到重创,所以很容易发生运动性腹痛、晕厥、运动性蛋白尿和运动性血尿症状等。

(四)生活习惯不规律

对于运动员来说,一定要养成良好的生活习惯,按时起床,按时睡觉,同时要注意适当娱乐,不能破坏正常的生活规律。有的运动员过量饮酒,晚上不睡觉出去寻欢作乐,这会加重疲劳的积累,引起相关病症。

(五)营养不合理

营养不合理主要体现在吃饭不规律、挑食,从而造成训练过程中所消耗的热能以及各种营养素得不到及时的补充,导致代谢速度较慢、能源储备短缺等问题,进而出现过度训练综合征、运动性贫血、晕厥等病症。

二、运动性病症的预防原则

(一)制订科学的训练比赛计划

在训练计划和比赛计划的制订上,要充分考虑到运动员的性别、年龄和身体功能水平,制订科学合理的训练计划;比赛计划也应根据运动员的身体功能水平,以及比赛经验等实际情况进行合理安排,应避免过多安排比赛。

(二)遵守运动训练的基本原则

严格遵守体育训练原则,包括全面发展、循序渐进、区别对待、持之以恒和安全性等原则。对于大学生运动员来说,要全面发展个人身体素质,不要急于提高运动量,给局部造成过重的负担。

(三)避免疲劳积累

疲劳的发生机制目前尚不明确,但消除疲劳的手段和方法有很多,在运动训练后要通过这些手段和方法来消除疲劳。

比如,保证充足的睡眠是训练后恢复的重要手段,运动员要形成良好的生活作息习惯,避免在休息时间内进行过多的娱乐活动。通过科学合理的饮食获取营养,来提高代谢速率,使身心尽早恢复。此外,通过针灸、按摩、理疗、水疗和一些放松活动也对消除疲劳、预防运动性病症具有很好的帮助。

(四)加强训练的医务监督工作

首先,定期对运动员进行身体检查和功能评定,以便及时发现器官系统中存在的问题隐患,做到早发现,早诊断,早治疗。

其次,加强对训练的医务监督工作,及时了解运动员在训练中的身体反应与心理状态,并将结果反馈给教练员或体育教师,使得训练安排和体育教学更有针对性,从而避免运动性病症的发生。

第三节 常见运动性病症及处理

一、过度训练综合征

过度训练综合征,是指运动量和运动强度与运动者的身体功能状况不相适应,使运动者的疲劳连续积累,进而引发一系列的功能紊乱或病理状态。

对于轻度的过度训练综合征,如果尽早发现、确诊,在有效的治疗和康复后即可重回训练场,继续参加训练和比赛。如果没有及时发现、确诊,即便采取相关处理和治疗,也难以恢复到之前的运动状态,比赛成绩明显下降,如果病态严重,甚至会提早结束运动生涯。

(一)临床表现

(1)在精神状态上,表现为失眠多梦、容易惊醒,头痛、头晕,心情烦躁、容易被激怒,记忆力减退等。

(2)在消化系统上,出现食欲减退,呕吐恶心,肝区疼痛,严重时会出现胃肠道功能紊乱,有的甚至出现消化道出血症。

(3)在心血管系统上,感到心悸、心慌,胸闷气短,心前区不适等。

(4)个人项目运动员承受负荷能力明显减退,体现在最大负荷能力和最大乳酸水平上,从而造成运动成绩下滑;集体项目运动员反应迟钝,动作笨拙,协调能力较差等。

(5)在肌肉骨骼系统上,表现为肌肉僵硬,持续酸痛,容易抽筋,出现细微损伤等。

(6)全身乏力,体重下降,容易出现感冒、腹泻、低烧等疾病,甚至会患肝炎等传染病。

(二)处理

(1)适当减少运动量,少进行专项训练和比赛,适当进行一些放松练习。

(2)增加睡眠时间,通过吃一些易消化,富含蛋白质、维生素和糖类的食物,加快恢复。

(三)治疗

(1)西医治疗。富含维生素和矿物质的复合制剂、葡萄糖、镇静剂、激素等。

(2)中医治疗。枸杞、灵芝、人参、黄芪、当归等。

(3)康复治疗。温水浴、桑拿浴、按摩、理疗、放松疗法等。

(4)心理治疗。对于心烦意乱、容易烦躁的运动员来说,心理放松疗法有着很好的效果,具体包括催眠放松、音乐放松、生物反馈、气功调治等手段。

(5)其他手段。通过保护性支持带和矫形器的合理运用,也能够达到康复训练的目标。

二、过度紧张综合征

过度紧张综合征是在运动过程中,运动负荷已经超过了身心的极限,从而导致生理功能紊乱或病理状态。

过度紧张综合征往往在一次运动结束后即可发作,常见的致病原因是训练量不足、比赛经验较少、患有其他疾病、伤后初愈没有调整好心态等,多发生于田径、游泳、滑冰及自行车项目训练中。

(一)临床表现

过度紧张综合征有着众多类型,轻重缓急不一,涉及身体的诸多系统,有五种常见类型,分别如下:

(1)昏厥型。在运动过程中或运动结束后瞬间出现神志丧失。清醒后回忆时会感头晕头疼、浑身无力,可能伴有心脏、肺部、大脑功能降低的症状。

(2)单纯虚脱型。多发生于田径运动中,在剧烈训练后运动者出现面色苍白、头晕、恶心呕吐、大汗淋漓等现象。程度较轻者躺下休息片刻即会好转,重者躺下休息1~2d才有好转。

(3)脑血管痉挛型。表现为运动过程中或运动结束后一侧肢体感到麻木,动作不协调,伴有头痛、恶心和呕吐的情况。

(4)急性胃肠综合征。在剧烈运动后,出现恶心呕吐、头痛头晕、面色苍白等症状,休息1~4h后逐渐缓解。

(5)急性心功能不全和心肌损伤。运动结束后出现呼吸困难、胸闷、心率偏高或心律不齐、血压降低等状况。

(二)处理

(1)晕厥型的处理是平卧,将头稍低,确保呼吸通畅。

(2)单纯虚脱型的处理是卧床休息,喝一些热水或热咖啡。

(3)脑血管痉挛型的处理同昏厥型。

(4)急性胃肠综合征的处理是暂停训练,休息观察。

(5)急性心功能不全和心肌损伤的处理是半卧位,保暖,吸氧,送医院进行救护。

(三)治疗

1. 西医治疗

(1)单纯虚脱型和晕厥型的治疗手段是吸氧,静脉注射葡萄糖液 40～60mL 等。

(2)脑血管痉挛型的主要治疗手段是服用或注射抗痉挛药物,检查脑血管是否出现病变。

(3)急性胃肠综合征的主要治疗手段是服用止血药物。

(4)急性心功能不全和心肌损伤者的主要治疗手段是注射强心剂。如果患者停止呼吸,就要进行人工呼吸和心肺复苏。

2. 中医治疗

(1)单纯虚脱型、晕厥型:独参汤。

(2)急性胃肠症综合征:理中汤、六君子汤、乌头桂枝汤。

(3)心脏功能不全:八珍汤或十全大补汤。

3. 康复治疗

合理运用按摩、理疗、放松疗法、心理疗法等方法都可以取得很好的治疗效果,在发病前运用能在很大程度上起到预防的作用。

导入直流电药物离子对于血管痉挛型、胃肠综合征和心肌损伤患者也有很好的效果。

三、运动性贫血

在训练过程中由于生理负担的持续加重,造成血液中红细胞数量和血红蛋白量低于正常值,这种因为运动导致的贫血就是运动性贫血。

在人们的传统观念中,大家以为运动性贫血就是由于运动所引起的贫血,但是现在还有其他学者提出,所谓运动性贫血是机体对运动进行适应中出现的一种暂时现象,它是由于血浆容量增加所造成的一种相对性现象,是一个正常的生理过程,不应该算是一种疾病。

运动性贫血大多发生在运动负荷徒增、训练方式突然改变的情况下。运动员贫血后要及时鉴别,不能将病理性贫血和运动性贫血混淆。

(一)临床表现

(1)如果程度较轻,一般没有明显症状。

(2)中度和重度表现为皮肤、黏膜、指甲等苍白,头晕,嘴唇干裂,容易倦怠,记忆力减退,注意力不集中,食欲下降;运动过程中出现心跳加快,心悸,有氧能力和耐力明显下降。

(二)处理

(1)如果是一般的运动性贫血,调整运动量、增加营养即可。重点是增加蛋白质和铁的摄入,吃一些绿色蔬菜、水果、瘦肉、动物肝脏、豆类、蛋类等食品,即可恢复正常。

(2)当女子运动员的血红蛋白低于 90g/L 时,就要停止大运动量训练,以治疗为主,待血红蛋白好转后,再逐渐恢复到之前的训练强度。血红蛋白在 90~110g/L 时,可以一边训练一边治疗,但训练强度不宜过大。

（三）治疗

1. 西医治疗

主要补充氨基酸和铁剂,包括硫酸亚铁、富马酸亚铁、葡萄糖酸亚铁等,辅助补充维生素 C、维生素 B_{12}、叶酸等。

2. 中医治疗

归脾汤、八珍汤、金匮肾气丸、复方阿胶浆、生脉饮等。

3. 康复治疗

科学安排一定强度的有氧练习,树立尽量不停训的康复原则,但是训练强度要适量,以中等或小强度的有氧练习为宜。

四、运动性晕厥

运动性晕厥是指在高强度的训练或一场激烈的比赛后,因为一过性脑血流量不足或脑血管痉挛而导致的短暂性意识丧失。

运动性晕厥常见于长时间的运动项目,发生时因为意识短暂消失,肌肉失去张力,造成运动员无法以正常姿势倒下。因此要做好保护措施,防止运动员出现伤害性跌倒。

（一）临床表现

（1）发病前感到全身不适,出现心悸、胸闷、头晕、眼花、恶心、耳鸣、盗汗等情况。

（2）丧失意识,短到几分钟,长达 3~4h,手足冰凉,脉搏微弱,呼吸浅表,血压降低,瞳孔放大,部分患者肢体抽搐。

（3）苏醒后恢复意识,感到头痛头晕,浑身乏力,情绪紧张,但不存在后遗症。

(二)处理

(1)当有人晕厥时,旁边的人要及时扶住患者,使其慢慢地躺下来,防止跌倒。

(2)解开衣服,松开裤腰带,使患者仰卧或侧卧,并抬高下肢。

(3)如果患者呕吐,将其头部转向侧面,防止呼吸道阻塞。

(4)清醒后,喝热水或热饮。

(5)多休息,保证恢复。

(三)治疗

1. 西医治疗

(1)嗅闻氨水,或者静脉注射葡萄糖 50mL。

(2)如果患者呼吸困难,甚至心跳停止,要进行心肺复苏术或在皮下注射阿托品。

2. 中医治疗

(1)点掐人中、百会、涌泉等穴位以唤醒患者的意识。

(2)按摩下肢,促进血液回流。

3. 康复治疗

康复治疗的主要作用是预防。通过按摩、放松疗法、心理疗法等对于运动前过于紧张所造成的晕厥具有很好的作用。

如果苏醒后患者有头痛头晕、恶心呕吐、情绪紧张的症状,直流电疗法及磁疗法都有不错的效果。

五、运动性血尿

运动性血尿是指在运动后较短时间内出现的一过性血尿,多数表现为镜下血尿,少数呈肉眼血尿,常规检查中有潜血。

运动性血尿除感到疲劳以外均无其他异常症状,来得快去得也快,一般在 3d 以内就会消失。

(一)临床表现

(1)运动后有着明显的疲劳感,有头晕、腰部不适等情况。

(2)除了血尿外,通常不会有尿痛、尿频、发热等其他症状。

(二)处理

(1)减少运动量后症状就会减轻,直到消失。

(2)如果减少训练量后还未消失,就要暂停训练,去医院检查。

(三)治疗

如果减小训练量后症状还没有缓解,就要采取相应的治疗措施。

1. 西医治疗

注射卡巴克洛、三磷酸腺苷、酚磺乙胺、辅酶 A 和维生素 B_{12},口服维生素 C 和维生素 K 等。

2. 中医治疗

(1)注射牛西西。

(2)口服以清热利湿、补血凉血为主的药物。

3. 康复治疗

对于因肾脏炎症所导致血尿,超短波、音频电等疗法能很好地治疗炎症,缓解血尿症状。

六、运动性蛋白尿

在运动结束后,运动员的尿液中出现尿蛋白的情况,称之为运动性蛋白尿。

运动性蛋白尿常见于运动量大、运动强度高、对抗激烈的项目中,如中长跑、游泳、足球、篮球、跆拳道等。

除了常见的运动性蛋白尿,还有运动性肌红蛋白尿、运动性血红蛋白尿、直立性蛋白尿、运动性管型尿等。

(一)临床表现

(1)运动性蛋白尿。在运动结束后的短时间内出现蛋白尿,可能伴血尿,没有明显的体征和自觉症状,经合理休息后在数小时内,最多不超过一天就基本消失。运动性蛋白尿主要靠医务监督和身体检查发现,严重者和持续时间较长者会逐渐出现水肿、头晕眼花、胸闷气短、浑身疲倦等状况。

(2)运动性血红蛋白尿。在运动后发生时不会有尿频、尿急、尿痛的情况,也不会有寒战、黄疸及肌肉剧痛等症状,个别患者有轻微头痛和腰酸的情况。

(3)运动性肌红蛋白尿。主要症状是体现在肌肉和尿液上。肌肉表现为僵硬、肿胀、剧烈疼痛,以至于无法走路,一般在肌肉近端体现得较为明显。尿液颜色呈褐色、咖啡色、酱油色或红酒色。在排尿时,通常不会出现尿频、尿急、尿痛、寒战等症状。

(4)肌红蛋白尿的反复发作,有可能造成急性肾小管性坏死。这在任何一种运动项目中都有可能发现,除了运动本身因素诱发之外,其他因素均不会造成。

(5)直立型蛋白尿与运动性蛋白尿的症状基本一致。

(6)运动性管型尿与运动性蛋白尿的症状基本一致。

(二)处理

当发生运动性蛋白尿时,减小运动量就能使病症逐渐缓解,直到消失。如减小运动量后仍不消失,那就应该停止训练,查找原因,如有器质性疾病,应及时治疗。

运动性蛋白尿、肌红蛋白尿、血红蛋白尿与运动性管型尿不仅是单独出现的,也有可能是共同出现的。只要减少训练量,在一天之内就会恢复到正常水平。相关研究指出,运动性蛋白尿恢复速度最快,管型次之,血尿的缓解速度最慢。

(三)治疗

1. 西医治疗

(1)注射氨基酸。

(2)口服维生素 C、维生素 B_{12}、维生素 K、叶酸等。

2. 中医治疗

(1)口服无比山药丸、龟鹿二胶丸、养阴脉安片等药物。

(2)针刺大椎、三阴交、足三里、肾俞等穴位。

3. 康复治疗

(1)由于外伤导致的肾损伤患者,可用超短波的无热量来缓解。

(2)由于肾炎、肾结石或感染等泌尿系统病变而引起蛋白尿的患者,可通过超短波、超声波等方式来治疗。

七、运动性腹痛

运动性腹痛是指在运动过程中发生的急性腹痛,该病常发生于运动过程中或运动结束后不久,严重时能迫使运动员停止运动。出现运动性腹痛的常见项目有田径、跆拳道、自行车、篮球等。

(一)临床表现

腹痛在临床上有多种类别,病症性质因疼痛部位或病变脏器不同而不同。运动性腹痛可根据疼痛程度、疼痛区域来对发生原因进行初步判断。

运动时发生的腹痛一般以局部出现不适为主,没有明显压痛,常伴头晕、呕吐、腹泻等症状。

通常,腹痛的部位与病变脏器位置有直接联系。

(1)若肝胆有疾病或有瘀血,为右上腹痛。

(2)若呼吸肌痉挛,季肋部和下胸会感到锐痛。

(3)若脾脏有瘀血,为左上腹痛。

(4)若患有十二指肠溃疡和胃炎,为中上腹痛。

(5)若患有肠痉挛或蛔虫病,为腹中部痛。

(6)若有宿便,为左下腹痛。

(7)若为阑尾炎,则是右下腹痛。

如果伴随着强烈而持续的腹痛,用手轻轻按住腹部感到压痛,局部腹肌紧张,手轻按腹后突然放下腹痛加重的,就要考虑到相关脏器是否有疾病,这些情况往往伴有寒战、高热,甚至是休克。

(二)处理

(1)在训练或比赛中如果感到腹部有轻微疼痛,可用拇指按住疼痛部位,适当降低运动强度,调整呼吸,片刻后腹痛即可缓解。

(2)如果在运动过程中腹部因为遭受到外力作用而出现疼痛,可用手反复揉按或按摩疼痛部位,拿捏腹肌。如果疼痛剧烈,就要停止运动,去医院检查。

(三)治疗

在运动性腹痛的治疗中要注意查明是否有其他疾病,若有要及时处理,不要耽误。

1. 西医治疗

(1)对于一般病症来说,服用镇痛类药物即可,包括阿托品、布桂嗪、颠茄片等。

(2)如果是持续而剧烈,且原因不明的腹痛,应及时去医院查明病因,再做进一步处理,甚至要进行手术。

2. 中医治疗

(1)服用理中汤、连理汤等。

(2)点按、针刺或艾灸,上腹痛选中脘穴、天枢穴;下腹痛选天枢穴、足三里穴等。

3. 康复治疗

采取具有缓解疼痛作用的理疗方法,像低中频、微波、离子导入等。对于遭受外力打击的腹痛,采取摩手法即可缓解症状。

八、肌肉痉挛

肌肉痉挛俗称抽筋,是指肌肉出现不自主的强直性收缩的状况。在大部分运动项目中,当体能消耗到一定程度后,就会出现肌肉痉挛的现象。

(一)临床表现

全身各处的骨骼肌都有可能抽筋,但小腿屈肌群是最容易出现痉挛的。肌肉痉挛发生后,局部肌肉僵直硬挺,肢体难以伸缩,且伴有疼痛,持续时间少则数十秒,长则数分钟。

(二)处理

肌肉痉挛的处理方法很简单,一般将抽筋的部分向相反的方向缓慢拉伸并维持数秒即可,但要注意拉伸动作不可过猛。待肌肉感觉缓和后充分休息,饮用含糖热饮。

(三)治疗

1. 西医治疗

缓解痉挛可服用肌醇烟酸酯,服用钙片、维生素 D 和维生素 E。

2. 中医治疗

(1)服用芍药汤或建中汤等汤药。

(2)按摩、牵拉痉挛部位的肌肉。

(3)针刺足三里、承山、委中等穴位。

3. 康复治疗

除了对痉挛肌肉进行牵拉之外,蜡疗、温水浴等疗法也有很好的作用。特别是蜡疗,目前已成为治疗抽筋的主要的康复手段之一。

九、停训综合征

运动员在长期内进行系统的、大运动量的训练过程中,由于某些原因停止训练,在停止训练后身体的某些器官就会发生一系列功能紊乱的现象,这种情况被称为停训综合征。了解这些变化和问题能够使运动员对自己的训练状态作出准确判断,并采取相应的对策。

(一)临床表现

停训综合征因人而异,表现出非常大的差异,通常可表现为以下几个系统的疾病:

(1)心血管系统上,表现为心动过速,心律不齐,胸闷气短,心前区感到隐隐作痛等。

(2)神经系统上,表现为心烦意乱,头痛,失眠,急躁易怒等。

(3)消化系统上,表现为腹部胀痛,胃部不适,便秘,食欲减退等。

(4)极个别的运动员出现尿频、尿急、遗精等症状,且多发生在夜间。

(二)处理

1. 尽量不停训

运动员出现伤病后要积极康复,进行一些康复练习,加强关节的稳定性,改善受伤部位组织的代谢与营养,加速伤口的愈合,促进功能、形态和结构的维持,促进机体代谢趋于稳定,使体重维持在一个正常的范围内,缩短康复训练的周期,进而防止停训综合征的出现。

2. 重新设计运动训练方案

停止训练后,还要维持一定的训练量,考虑到运动员的年龄、伤情、功能状态,选择相应的手段和内容,使机体的器官和关节维持相应的运动能力,训练负荷以不加重损伤、不影响损伤的愈合为前提,其他没有受伤的部位应该继续保持活动状态。

3. 保持良好的身体状态

停训后,运动员神经与肌肉之间建立起的联系将会减弱,这是造成运动员力量衰退的主要原因之一。因此,当训练不规律、不系统后,不能忽视肌肉记忆的存在,可通过肌肉控制练习和徒手练习来使肌肉维持已建立起的联系,从而保持身体状态不出现下滑,防止肌肉萎缩,尽量保持肢体的运动能力,保持良好的心肺功能,待伤愈回归训练场后,尽快恢复到正常的训练节奏。

4. 掌握好训练原则

运动员在受伤后制订的康复计划应该遵循循序渐进、全面训练、适宜大运动量的原则。在养伤的过程中,动作幅度、持续时间、频率、负荷量等因素应该是持续增加的,否则会影响伤口的愈合,甚至会造成伤口久治不愈,发展为陈旧性损伤,严重影响未来的训练。

(三)治疗

1. 西医治疗

(1)采用药物处理手段,如服用镇静催眠药,对自主神经功能的调节起到辅助作用。

(2)对于有期前收缩、心动过速及心律不齐等状况的患者,给予相应的药物治疗及临床处理。

2. 中医治疗

中医治疗多用于临床调理上。针对出现的腹胀、腹泻及便秘等消化系统紊乱症状通过中医手段进行治疗,根据证型做相应处理。

3. 康复治疗

除了那些严重的伤势需要卧床休息外,一般的运动损伤没必要完全停止训练。适当的科学的身体锻炼对于伤势的痊愈、功能的保持和恢复具有积极作用。

在康复训练中,要注意将局部专门练习与全面身体活动相结合。在养伤过程的初期,由于局部肿胀充血、功能障碍和疼痛等,在全面身体活动的主体原则下,在不加重局部伤势的基础上,进行适当的局部活动。伴随时间的推移,当损伤逐渐好转或趋于愈合后,局部活动的强度和频率可适当增加,逐渐接近正常的运动量。

十、女性运动员三联征

女性运动员三联征是一种在女子运动员中发生的运动性病症,主要包括饮食紊乱(Disorder edeating,DE)、月经紊乱(Menstrual disorder,MD)和骨质疏松(Osteoporosis,OP)三种独立病症,以及因运动、节食、缺乏营养等引起的能量失衡（Energy imbalance，EI）等症状。

在女性运动员三联征中，虽然这三种症候的诊断彼此间是相互独立的，但三者之间实际上有着紧密的联系，且以连锁的形式出现，对女性运动员的健康造成巨大的影响。其中，进食障碍是该病的核心问题，集中表现为各种形式的月经紊乱和闭经。而长期阴魂不散的压力性骨折是因为长期饮食不规律和雌激素水平低下而造成，其致病原因是骨钙沉积不良、骨质丢失加快和骨骼密度低下。

女性运动员三联征的主要患病群体是那些对美学有很高要求，在生理上过于依赖低体脂或低体重的项目的运动员，简要来说有以下三类：

第一类，强调体重轻的耐力项目，如自行车、游泳、长跑等。

第二类，对艺术表现力要求极强的项目，如花样滑冰、艺术体操、跳水、花样游泳等。

第三类，按体重分为不同级别的项目，如举重、跆拳道、柔道、帆船等。

不仅是优秀运动员有可能患有女性运动员三联征，那些经常参加各种体育运动的女性也有可能患该病。

（一）临床表现

正如上文所言，女性运动员三联征在临床上的主要症状就是饮食紊乱、月经紊乱和骨质疏松。

1. 饮食紊乱

饮食紊乱，指的是为了减掉体重在饮食上采取诸多措施，而这些行为是对健康有严重危害的。在临床上，有两种常见类型，第一种是严重的饮食障碍，第二种是非典型的饮食紊乱。前者主要包括神经性厌食、神经性暴饮暴食和神经性贪食；后者的具体表现为存在长期饮食混乱的情况，但具体表现没有达到前者三种情况的诊断标准。

饮食紊乱的危害主要是每天一日三餐摄取的营养严重不足，获得的能量甚至满足不了生活和训练的需要，出现能量负平衡的情况，运动员不仅会有严重的饥饿感，从而出现血压降低、心律不齐、心搏缓慢、贫血、惧怕寒冷、肌肉萎缩、肌糖原下降、脱水、电解质失衡等症状，造成运动员情绪不稳，出现焦虑、抑郁等状态，甚至诱发抑郁症。长期饮食紊乱引发的能量不平衡，还会造成月经紊乱及骨质丢失。

2. 月经紊乱

在月经紊乱中，闭经是最常见也是最极端的情况，包括原发性和继发性闭经。

原发性闭经是指年龄在 16 岁，有青春期第二性征发育的女生依然没有月经来潮，或者是年龄在 14 岁的女生依然没有青春期第二性征发育，也没有月经初潮。

继发性闭经是指已经有过月经的女生已经连续 6 个月或至少 3 个月经周期以上没有来月经。还有研究者将闭经定义为每年 0~4 个月经周期内没有来月经。

3. 骨质疏松

骨质疏松表现为以下三种情况：
(1)慢性的腰背疼痛。
(2)骨骼出现微小的变形。
(3)易发生骨折等。

(二)处理

在女性运动员三联征中，闭经是突出表现，问题核心在于饮食出现严重障碍。首先，加强营养的摄入，说得通俗点就是提高饭量，以改变能量的负平衡的情况。其次，降低运动强度和运动量，以使月经恢复到正常周期上来。再次，恢复体内雌激素水平，以防止骨质进一步丢失。

1. 合理调整饮食结构

长期进行大运动量、高强度训练的女性运动员要重视每一天的饮食,形成良好的饮食习惯,适当补充营养,一定要吃饱饭,使得摄入的能量满足日常训练的需要,还要注意膳食平衡。

对于已经出现饮食混乱的运动员来说,首先要恢复正常的饮食习惯,这样才会使相关症状得到缓解,体重和体能才会回到正轨。

2. 对于闭经的处理

首先,制订合理的训练计划,科学安排运动量和运动时间,如果已出现闭经,就要降低训练量,直到月经恢复正常。其次,如果运动员在训练中出现紧张的情绪,要对其加强心理教育,同时做好卫生保健,防止妇科疾病的发生。最后,在饮食中做到"三高一低",即高蛋白质、高维生素、高糖、低脂肪的要求,确保营养平衡摄入。

3. 骨质疏松的患者

对于骨质疏松的运动员来说,降低训练强度和减少训练量是必不可少的,此外调整膳食结构也是很重要的,在饮食中要促进钙和磷的吸收与代谢,多吃一些富含钙和维生素 D 的食物。此外,在饮食中摄入富含植物激素的食物能对骨质疏松起到控制和预防的作用。

(三)治疗

1. 西医治疗

(1)对于饮食紊乱的,不论运动员是否有抑郁症状的神经性贪食,吃各种治疗抑郁症的药物都有很好的效果。如果运动员有神经性厌食,目前没有能治疗的药物。

(2)对于不能降低训练强度的运动员来说,可进行雌激素替代疗法,口服雌激素能解决闭经的问题。

(3)骨质疏松的运动员可以通过服用钙片来治疗,推荐每日摄入 1 500～2 000mg 的钙。

(4)雌激素替代疗法也可用于治疗骨质疏松,针对那些无法降低训练质量、不想多摄入营养又反复发生应力性骨折的运动员。

2. 中医治疗

(1)汤药。选用大补元煎、左归丸、参苓白术散、十补丸、小营煎、温经汤、膈下逐瘀汤、丹溪治湿痰方等良药。

(2)针刺。选择关元、三阴交、天枢、合谷、肾俞等穴位。

(3)穴位注射。选用肝俞、肾俞、脾俞、气海、归来、关元、气冲、三阴交等腧穴,选择 2～3 个穴,用黄芪、当归、红花注射液等中药制剂注射,每次注入 1～2mL。

3. 康复治疗

(1)饮食紊乱的康复治疗。在饮食紊乱的康复治疗中,效果最好的疗法是康复心理的干预。治疗之前,要充分让患者意识到饮食紊乱的严重危害,向患者灌输治疗的必要性,主要方式是行为和认知矫正训练。

在具体操作时,对患者进行谈话的关键在于把握好态度。对于医生来说,不要一味地责怪、唠叨和批评患者,不要想着让患者一下子就扭转自己的态度,要做到多倾听、多呵护、多关怀,同时可以通过多种途径来治疗,最重要的是必须重视这个问题。此外,还要注意饮食紊乱的恢复不是一朝一夕的,是一个艰苦的过程,不能因症状改善就放松了警惕。使饮食紊乱的患者回到正常状态要用几个月甚至几年的时间,贵在坚持,并且要让患者充分认识到这一点。

(2)闭经的康复治疗。对于闭经的患者来说,直流电疗法、超音频电疗法是很好的治疗手段。此外,可用圆柱样电极,采用阴道或直肠腔内疗法治疗,蒸汽疗法对闭经也有很好的效果。

(3)骨质疏松的康复治疗。对于骨质疏松的患者来说,低频脉冲磁场具有很强的穿透力,能深入骨组织中,通过磁电效应产生的感应电势和感应电流来改变骨的代谢,增强骨骼重建;通过抑制破骨细胞,促进成骨细胞的活性来提高骨骼密度;短波、超短波及温热疗法能够进一步止痛,改善血液循环,可以来回运用。

骨质疏松患者还可以采取运动疗法来增强肌力,推动骨骼重建,以达到治疗目的。当肌肉增强力量后,不仅提高了骨骼强度,而且还能保护关节免受损伤,而过量的负荷又可通过骨周围肌群的收缩来缓解,这样就预防了骨折的发生。通过快走、登台阶等有氧运动,能直接刺激骨骼形成,抑制骨骼吸收。对于因骨质疏松出现驼背畸形的患者,可采取纠正畸形的练习。

十一、心律失常

(一)临床表现

(1)头部、颈部发胀,乏力、头晕、恶心呕吐、面色苍白、出冷汗、气促、脉细弱,甚至昏厥。

(2)心律失常短暂的发作或偶然发作大多无明显症状。频发者或有心前区不适、胸闷、心悸、心跳增快或减慢。

(3)心电图检查有异常。

(二)处理

(1)进行科学选材,科学合理地训练,避免过度训练、过度疲劳。排除心律失常的发病因素。

(2)养成良好的个人卫生习惯、戒烟限酒,消除心律失常的诱因。早发现,早诊断,早治疗。

(3)当出现前期收缩、阵发性心动过速、房室传导阻滞、过早搏动等时,应加强医务监督和健康检查,密切观察,注意排除器质性心脏病。

(三)治疗

1. 对症处理

(1)窦性心律不齐、窦性心动过缓:一般说来,窦性心律不齐、窦性心动过缓、窦性心动过速大多不需治疗。如患者有头晕等症状,对症处理即可。

(2)早搏:早搏如无器质性心脏病,大多无须特殊治疗,但必须向患者解释清楚,消除顾虑。与烟、酒、茶、疲劳及消化不良有关者应予以纠正。如果情绪紧张或伴有自觉症状显著者,可试用小剂量镇静剂。发作频繁、症状显著者或伴有器质性心脏病者,可用药物治疗。

(3)房室交界性心律短暂发作多无重要性,用阿托品治疗可能有效。持久的发作提示心肌损害,需用药物治疗。

治疗心律失常,应在专业医生的指导下进行。目前临床常用的抗心律失常药物有近 100 种。其主要包括以下几类:①第一类抗心律失常药物又称膜抑制剂。②第二类抗心律失常药物即 β 肾上腺素受体阻滞剂,主要有心得安、氨酰心安、美多心安、心得平、心得舒、心得静等。③第三类抗心律失常药物系指延长动作电位间期药物,有溴苄铵、乙胺碘呋酮。④第四类抗心律失常药物系钙通道阻滞剂,有异搏定、硫氮卓酮、心可定等。⑤第五类抗心律失常药物即洋地黄类药物,代表药物有西地兰、毒毛旋花子苷 K^+、地高辛等。

2. 推拿按摩

患者取俯卧位,施术者立于患者身旁,施术者用一指禅推法,由上而下按摩脊柱两侧足太阳膀胱经穴位,如大椎、心俞、肝俞、肾俞、脾俞、胃俞等,两侧交替进行。按摩频率约 60 次/min,一次 15min。

3. 中医治疗

(1)心脾两虚证:该症状表现为心动悸,脉结代,健忘失眠,盗汗虚热,食少体倦,面色萎黄,或便血,皮下紫癜,妇女崩漏,月经超前,量多色淡,或淋漓不止,舌淡,苔薄白,治宜益气补血,健脾养心,可用归脾汤,水煎,温服,一日1剂,一日3次。

(2)气血不足、阳气虚弱证:该症状表现为心动悸,脉结代,虚羸少气,舌淡,舌光少苔,或舌体瘦小等,治宜益气滋阴,养血复脉,可用炙甘草汤,水煎,温服,一日1剂,一日3次。

(3)心阴亏虚、心失所养证:该症状表现为心悸失眠,虚烦神疲,梦遗,手足心热,口舌生疮,大便干结,舌红少苔,脉细数等,治宜滋阴养血,补心安神,可用天王补心丸,口服,一次9g,一日3次。

(4)心脉痹阻、心失所养证:该症状表现为心动悸,脉结代,胸闷,时有胸痛,痛如针刺,或向后背、上肢放射痛,唇甲青紫,舌质有瘀点或瘀斑,脉涩或结代,治宜理气止痛,活血化瘀,可用丹参饮,水煎,温服,一日1剂,一日3次。

4. 针灸治疗

(1)体针。主要选择心俞、内关、神门等。早搏加三阴交,心动过速加足三里,心动过缓、房颤加膻中、曲池等穴。背俞穴应在穴之外方2分处呈45°进针,斜刺向脊柱,深1~1.5寸,得气后,提插捻转,使针感向前胸放射,以补法或平补平泻法刺激3~5min起针;四肢穴位可以深刺,予以中强刺激,平补平泻,留针20min,隔5min运针1次。

(2)耳针。主穴:内分泌、心、交感、神门、枕。

配穴:皮质下、小肠、肾,心动过速加耳中,心房颤动加心脏点(心脏点位于屏上切迹微前凹陷后下缘)。心律失常均取主穴3~4个,酌加1~2个配穴。中强刺激,留针1h。如为阵发性心动过速,取耳中为主穴,配主穴2~3个,留针30min到1h;心房颤动取心脏点为穴,加配 2~3 个其他穴位,留针 30min,手法应轻,以防晕针。留针期间,宜行针 2~3 次。一日治疗 1 次,重者一日 2 次。

(3)电针。主要选择内关、间使、郄门、三阴交等,加足三里、心俞、膻中、肾俞。进针得气后,接通 G6805 电针仪,连续波,频率 120 次/min,强度以患者能耐受为度,通电 15~30min。一日 1~2 次。

十二、运动性低血糖

血糖是血液中各种单糖的总称,主要是葡萄糖,以及半乳糖、果糖和甘露糖等。正常人清晨空腹时静脉血糖浓度为 3.89~6.11mmol/L(70~110mg/dL)。在临床上,低血糖是指空腹时血糖浓度低于 2.80mmol/L(50mg/dL)的一种症状。运动性低血糖是由于运动时间过长、运动量过大。血糖利用过度,葡萄糖过量消耗所引起的一种临床综合征。运动性低血糖常发生于长跑、马拉松,以及长距离滑雪、滑冰、自行车等运动项目中。

(一)临床表现

运动性低血糖起病急,轻者出现倦怠(进食前特别明显),心烦易怒,面色苍白、多汗或冷汗,身冷,体温低,心跳快速,呼吸浅促,眩晕,头痛,视力模糊,有迅速或强烈的饥饿感等。重则出现视物模糊、焦虑、定向障碍(如赛跑运动员返身跑)、步态不稳、出现幻觉、狂躁、精神失常等现象,最后意识丧失、昏迷。部分患者诱发脑血管意外、心律失常及心肌梗死。

(二)处理

(1)运动前检测血糖两次,每隔 30min 检测 1 次。合理安排运动量,每天的运动时间及运动量基本保持不变。大量运动前应适当进食。应准备一些含糖的饮料,或进食糖果、糖水或含糖饮食,以防止再次发生运动性低血糖。

(2)空腹时不要参加长时间的剧烈运动。尽量在餐后 1h 后进行运动,如运动时间长(超过 1h 者),可在运动过程中或运动结束后进食,以提高血糖水平。

(3)有低血糖症特别是患有糖尿病的人,宜少食多餐。饮食力求均衡,多食蔬菜、糙米、种子、核果、谷类、酪梨、魔芋、鱼、瘦肉、酸乳、生乳酪等。增加高纤维饮食,戒烟禁酒。外出时要随身携带糖果、饼干等食品以备不测。

(三)治疗

1. 急救

血糖低于 2.8mmol/L(50mg/dL)者,若神志清醒,可口服葡萄糖 10～20g。如病情严重,神志不清,不能口服者,立即静脉输入 50% 的葡萄糖 40～60mL。输入葡萄糖后仍不见效者,可给胰升糖素 1.0mL,肌肉或皮下注射。注入葡萄糖后,10min 以上症状仍得不到改善者,随后静脉点滴 10% 葡萄糖液,根据病情增减液体量。经以上处理,血糖浓度已恢复正常,但意识仍不清,称为"低血糖后昏迷",说明已有脑水肿的存在,应加用甘露醇 200mL,20min 内滴完。

2. 一般处理

(1)一旦确认低血糖症状,患者平卧,保暖。

(2)应迅速补充含糖食物或饮料、糖果、碳水化合物的食物,如 1 杯甜果汁、1 杯糖水、1 汤匙蜂蜜、3～5 块饼干等。一般在短时间后即可恢复。

(3)如果 10min 后症状无明显好转,可再吃一次。有条件的,应立即用血糖仪进行测定。

3. 推拿按摩

点揉按摩法:患者取卧位,施术者立于患者侧面,施术者点揉按摩太冲、太溪、肾俞、气海俞、脾俞、巨阙、关元、三阴交等穴,每个穴位按摩 2~4min,频率宜慢。

4. 中医治疗

(1)脾胃气虚证:该症状表现为饮食减少,体倦肢软,少气懒言,面色㿠白,大便稀溏,舌淡苔薄白,脉虚软等。治宜补中益气,升阳举陷,可用补中益气汤,水煎,温服,一日 1 剂,一日 3 次。

(2)肝肾不足,阴亏血虚证:该症状表现为眩晕,倦怠无力,耳鸣口干,心悸,午后潮热,腰膝酸软,舌淡苔白,脉沉细弱等,治宜滋阴养血,补肝填精,可用六味地黄丸,口服,一次 1 丸,一日 3 次。

(3)脾胃虚弱,湿热郁滞中焦证:该症状表现为怠惰嗜卧,四肢不收,体重节肿,口苦舌干,饮食无味,食不消化,大便不调,小便频数,舌苔薄白,脉濡等。治宜益气升阳,清热除湿,可用升阳益胃汤,水煎,温服,一日 1 剂,一日 3 次。

5. 针灸治疗

选取百会、太渊、足三里、涌泉、太渊、巨阙、脾俞、肾俞、气海俞、太冲、太溪、关元、三阴交等穴,行平补平泻法。一日 1 次,7d为 1 个疗程。

十三、运动性中暑

运动性中暑,是指肌肉运动时产生的热超过身体能散发的热,而造成运动员体内的过热状态。运动性中暑是中暑的一种,由运动导致或诱发,其常常出现于年轻的体育锻炼者、战士和长跑、马拉松跑、超马拉松跑、十公里越野跑、足球、铁人三项运动员,以及在炎热季节进行长时间健身运动、训练和比赛者中。

运动性中暑可分为热射病、日射症、热痉挛和循环衰竭四种类型。

（一）临床表现

运动性中暑有轻重之分。重症中暑又分为热射病、日射病和热痉挛。

1. 轻症中暑症状

体温常常在 38℃ 以上，头晕、口渴、面色潮红、大量出汗、皮肤灼热等，或出现四肢湿冷、面色苍白、血压下降、脉搏增快等症状。

2. 重症中暑症状

（1）热射病。热射病的症状轻重不一，轻者仅呈虚弱状态，重者有高热和虚脱。一般发病急，体温上升，大量冷汗，继而无汗、呼吸浅快、脉搏细速、躁动不安、神志模糊、血压下降，重者可引起昏迷，体温高达 41℃ 以上，脉搏极快，而呼吸短促，最重者可因心力衰竭或呼吸衰竭而致死。

（2）热痉挛。热痉挛与高温无直接关系，多发生在剧烈劳动与运动后。由于大量出汗，氯化钠（盐类）丧失过多，导致血钠、氯化物降低，血钾亦可降低，而引起肌肉疼痛和痉挛，称为热痉挛（俗称抽筋）。轻者只是对称性肌肉抽搐，口渴，尿少，但体温正常。重者大肌群也发生痉挛，并呈阵发性。负荷较重的肢体肌肉最易发生痉挛。

（3）日射病。它是因强烈的阳光照射头部，造成颅内温度增高引起机体的强烈反应，主要表现为剧烈头痛、头晕、恶心、呕吐、耳鸣、眼花、烦躁不安、神志障碍、脉搏细而频速、血压降低等，重者发生昏迷，体温可轻度增高。

（二）处理

（1）加强对运动员的医务监督，并合理选择运动服装与保护装置。在比赛规则允许范围内以及训练中，宜穿有利于排汗散热的薄型、浅色、透气的丝棉织品。有些运动项目可以戴通风遮阳帽。高温季节应加强医务监督,身体欠佳、疲劳、饥饿以及肥胖者,不宜在高热环境中进行剧烈运动。

(2)科学合理地安排训练和比赛的时间,特别是天气炎热时,更要合理安排训练和比赛时间,避免在一天中最热的时间进行。耐力性运动训练宜安排在上午 9 点以前和下午 4 点以后。每次训练 50min 后,宜休息 10min。饭后要有必要的休息时间,保证充足的睡眠。

(3)在运动过程中适当饮用防暑降温的饮料。注意营养和饮水,注意适当增加食物中蛋白质的供给量,设法提高运动员的食欲,额外增加维生素 B、维生素 B_2、维生素 C 的补充量等。准备合理的水盐供应,如低渗含糖盐饮料。有的运动项目,如马拉松跑、公路自行车等,可在训练或比赛中每隔 20min 左右供给 $100\sim200mL$ 的低渗含糖盐饮料。运动中大量出汗者,运动结束后也应注意补充适量的糖盐水。

(4)了解运动性中暑的相关知识,让体育锻炼者、运动员了解中暑的早期(先兆)症状,如口渴、大量出汗或皮肤干燥、汗毛竖起、头部血管跳动明显、注意力不集中、四肢乏力、步态不稳、头晕眼花等,使其能够酌情终止运动。

(三)治疗

1. 急救

(1)保持呼吸道畅通(必要时气管内插管),测量血压、脉搏、直肠温度,输液,对严重者要及时送往医院抢救。

(2)按摩:按摩太阳、推印堂、拿风池、点按合谷等穴。如有抽搐,立即针刺人中、十宣、内关、神门、合谷、涌泉等穴。口噤不开者,可用乌梅肉频擦牙龈,或用开关散搐鼻,或针刺下关、颊车等穴,并给予清热息风、补充津液。

(3)针刺:昏迷者应指掐或针刺人中、涌泉等急救穴,或给氨水闻嗅,并在四肢做重推摩和揉捏。头痛剧烈者,冷敷头颈部,针刺或掐点太阳、风池、内关、合谷、曲池、足三里等穴。

2. 一般处理

(1)脱离高温环境,迅速将患者转移至阴凉通风处休息。患者平卧,头部抬高,松解衣扣。

(2)散热,可采用电风扇吹风等散热方法,但不能直接对着患者吹风,避免感冒。冰敷,可头部冷敷,在头部、腋下、腹股沟等大血管处放置冰袋(用冰块、冰棍、冰激凌等放入塑料袋内,封严密即可)。或者用冷水或30%的酒精擦浴直到皮肤发红。每10~15min测量1次体温。

(3)如果中暑者神志清醒,并无恶心、呕吐,则应迅速补充液体,可饮用含盐的清凉饮料、茶水、绿豆汤等。

(4)在额部、颞部涂抹清凉油和风油精等,或服用人丹、藿香正气水等中成药。

3. 对症治疗

(1)热射病。采用迅速有效的方法进行全身降温,积极使用物理降温和药物降温方法。物理降温可用冷水(冰水)浴(温度保持在10℃左右)、冰帽、酒精擦浴,即用50%的酒精溶液,擦洗全身较大动脉循行部位,以及面部、胸部、腹部等。药物降温可选用复方氨基比林,严重者可转送医院。采用盐酸氯丙嗪2mg与生理盐水300mL配伍,静脉滴注等。对呼吸困难者应给氧。

(2)热痉挛。纠正水盐代谢紊乱,静脉注射生理盐水或5%的葡萄糖氯化钠注射液。神志清醒者可口服含氯化钠饮料,神志昏迷者可针刺(指针)人中、涌泉等穴,如肌肉痉挛者,可多服些盐开水,牵引痉挛的肌肉,并用纱布蘸白酒或醋在抽筋处反复擦摩。

(3)日射病。患者取头高足低位,头侧向一边。头部用冰袋或冷水湿敷。经上述处理后,较轻的中暑痉挛、日射病的预后良好。严重的热射病患者,若抢救不及时,有死亡的危险。体温超过42℃或昏迷的患者,死亡率亦高。

4. 中医治疗

(1)热射病。①中暑热证:该症状表现为口渴,心烦,脘闷不舒,舌苔黄腻,脉濡数等。治宜祛暑清热,可用黄连香薷饮加减,水煎,温服,一日1剂,一日3次。②湿温证:该症状表现为意识昏蒙,时昏时醒,似清似昧,身热不退,朝轻暮重,尤以胸腹之热为甚,夜多谵语,烦躁不寐,缠绵不解,喉中痰鸣,舌绛,苔白腻或黄腻,脉濡滑而数等。治宜清热化湿,豁痰开窍,可用菖蒲郁金汤加减,水煎,温服,一日1剂,一日3次。昏迷者可针刺(指针)人中、涌泉等穴。

(2)热痉挛。①暑邪内闭证:该症状表现为突然昏倒,不省人事,呼吸急促,牙关紧闭,痰涎壅盛,或兼有四肢不温,面色青白,舌蹇,脉沉伏等,治宜辟秽解毒,开窍醒神,可用红灵丹,口服,或外用少许吹鼻取嚏。内服作用较好,一般一次 0.3～0.6g,一日3次,温开水送服。②热邪初陷心包证:该症状表现为神昏谵语,高热烦躁,舌红脉速,以及小儿高热惊厥、中风窍闭等,治宜清热解毒,开窍安神,可用万氏牛黄清心丸,口服,一次1丸,一日2次。

(3)日射病。温热病所致神昏谵语,高热抽搐等,治宜清热解毒,镇痉开窍,可用紫雪丹,口服,一次2g,一日2次。

十四、运动性脱水

运动性脱水是指人们由于运动而引起体内水分和电解质(特别是钠离子)丢失过多的现象。运动性脱水常见的原因是在高温高湿情况下进行大强度运动,人体大量出汗而未及时补水。也可见于某些运动项目如举重、摔跤等运动员为参加低体重级别的比赛而采取快速减体重措施,造成体内严重脱水。

(一)临床表现

运动性脱水主要是高渗性脱水,其临床特点是:早期出现口渴、尿少。脱水越严重则口渴越剧,尿越少而尿钠越高。中度以上脱水,常有面部潮红,易发生脱水热,神经精神症状以幻觉、躁狂,妄言是为突出。

(二)处理

(1)提高对运动性脱水的耐受性。经过在各种环境下进行各种强度的运动和训练,可增强对运动性脱水的耐受性。

(2)进行补液,防止和纠正脱水。及时的补液,使机体水分达到平衡。应根据运动情况和运动特点,在运动前、中、后补水补液。补液的原则是少量多次进行补充,同时还应适量补充无机盐。

(三)治疗

(1)当运动员发生脱水时,要尽快祛除病因,以利于机体发挥本身调节功能。

(2)最主要的治疗措施是及时补充丢失的体液。

第七章 大学生运动疲劳研究

运动性疲劳是运动员在训练过程中特有的现象,任何水平的运动员都会产生不同程度的运动性疲劳。如果不能及时消除运动性疲劳,则会不可避免地出现运动损伤。由此可见,研究运动性疲劳对大学生参与各类运动项目有重要的指导意义。为此,本章对运动性疲劳的概述、产生、表现、判断方法、预防及消除进行了深入探究。

第一节 运动性疲劳概述

一、广义的疲劳及其分类

(一)疲劳的概念

人体是一个有机整体,体内的不同细胞、器官、系统之间是相互协调、相互制约的关系,人体内的各种组成部分在复杂多变的环境中维持正常的生命活动。当处于比较自然的条件下时,所有个体参与工作、劳动、学习等活动都会产生能量消耗。由此可见,从某种程度来分析,生命就是生物能量存在的形式之一,是能量从聚集到转换再到消耗的整个过程。当工作效率持续一段时间后均会表现出下降趋势,即机体疲劳的具体反映。从广义的层面来分析,疲劳就是指一种主观不适感,即机体丧失完成以往正常活动或者工作的能力。

(二)疲劳的分类

以出现疲劳的具体原因为依据,能够把疲劳划分成生理性疲劳与病理性疲劳。

1. 生理性疲劳

体力疲劳、脑力疲劳、心理疲劳、混合性疲劳等是生理性疲劳的常见类型。

(1)体力疲劳。造成体力疲劳的具体原因是个体参与体力劳动和体育运动时,因为活动量或者活动持续时间超出身体承受范围,所以造成机体消耗了大批量的骨骼肌能源物质,同时包括乳酸、二氧化碳、氨等在内的代谢产物在身体内部大量堆积,进而使得人体骨骼肌工作能力出现大幅度下滑。

(2)脑力疲劳。人体出现脑力疲劳的常见原因是长时间用脑,使得大脑内部的血液与氧气供应不足,由此造成大脑代谢障碍。脑力疲劳的常见表现是头晕脑涨、记忆力减退、注意力集中时间缩短等。

(3)心理疲劳。心理疲劳和体力疲劳有很大差异,其具体是指个体长时间从事一些单调、机械的工作,使其肌体生化方面产生一些变化,中枢局部神经细胞因为长时间处于紧张状态而产生抑制,由此大大降低了人们在工作和生活方面的热情与积极性,最终出现情绪低落、厌倦、对立等心理反应。通常情况下,心理疲劳都包含主观体验性质,并非完全是客观生理指标变化的具体体现。

(4)混合性疲劳。混合性疲劳是以上几种疲劳因素同时存在而引起的疲劳,一般由多方面因素引起。

体力疲劳、脑力疲劳、心理疲劳以及混合性疲劳都是机体功能在短时间内下降的生理现象,属于身体的保护性机制之一,适当休息和调整后往往会自行消除。

2. 病理性疲劳

病理性疲劳是因为不同类型的疾病引起的综合性疲劳。和生理性疲劳不同的是,病理性疲劳经过一般的休息往往不会产生预期效果,只有经过药物治疗或者其他治疗促使疾病治愈之后,才能达到完全消除疲劳的目的。通常来说,病理性疲劳是这些疾病众多先兆中的一种,具体疾病包括流感、病毒性肝炎、肺结核等都有可能会让患者产生疲劳的感觉。

二、运动性疲劳及其分类

(一)运动性疲劳的概念

以一般健身活动为比较对象,竞技运动往往会对身体产生更大、更深刻的刺激。在现代竞技运动水平持续提升的背景下,运动负荷也在随之增大,越来越多的学者和专家开始关注和研究运动性疲劳。当运动时间达到一定程度之后,人体运动能力往往会呈现出下降趋势,疲劳就由此产生。第五届国际运动生物化学会议对运动性疲劳(Exercise-induced fatigue)的定义为:机体不能将它的功能保持在某一特定水平上或不能维持某一预定的运动强度的这种状态。该项定义是把疲劳状态下体内组织器官的功能水平与运动能力结合在一起后再对疲劳的发生与程度加以评价,这充分反映了运动性疲劳相对显著的个体差异性特征。

需要补充的是,运动性力竭(Exercise-induced exhaustion)是运动性疲劳独特的形式之一,是疲劳发展的最终阶段。运动性疲劳是机体运动时间达到一定长度后,无法继续保持原强度的工作,而运动性力竭是彻底不能运动。

(二)运动疲劳的分类

截至当前,有关运动性疲劳分类方法的研究还未出现统一规定以及公认标准,当前受到很多专家肯定的分类方法如下:

1. 根据疲劳发生的部位进行分类

以疲劳发生的部位为划分依据,可将运动性疲劳划分成以下三种：

（1）中枢疲劳。在生活、工作或者运动等体力活动和脑力活动中，由于神经和外周能量代谢障碍引发神经系统和机体机能出现暂时性下降的情况，即中枢疲劳。

（2）内脏疲劳。内脏疲劳是指在生活、工作或者运动等体力活动中，由于内脏器官能量代谢障碍，造成人体内脏器官和机能机体能力暂时性下降的现象。

（3）外周疲劳。外周疲劳是指在生活、工作或者运动等体力活动中，由于外周能量代谢障碍造成机体机能能力在短时间内下降的现象。

2. 根据疲劳发生部位的范围进行分类

以疲劳发生部位的范围为划分依据，能够把疲劳划分成以下几种类型：

（1）全身性疲劳。在生活、工作或者运动等体力活动中，机体内部出现能量代谢障碍的肌肉大于机体肌肉总数的 2/3，进而使得机体机能能力出现短时间降低的现象，即全身性疲劳。一般来说，全身性疲劳会和中枢疲劳以及内脏疲劳相伴而生。

（2）区域性疲劳。区域性疲劳是指在生活、工作或者运动等体力活动中，由于机体中出现能量代谢障碍的肌肉占区域总肌肉数 1/3～2/3 之间，由此使得机体内部部分区域机能能力出现短时间内下降的现象。

（3）局部性疲劳。在生活、工作或者运动等体力活动中，机体内部出现能量代谢障碍的肌肉占区域总肌肉数 1/3 以下，同时使得机体部分机能能力在短时间内出现下降的现象。

3. 根据疲劳的消除情况进行分类

（1）急性疲劳。在生活、工作或者运动等体力活动中，由于受到体能消耗、神经能量消耗以及能量代谢障碍三方面因素的影响，造成机体能力以较快速度降低的现象。一般来说，因急性疲劳引发的机能能力下滑的状况,经过一定时长的休息与调整后往往会自行消失,机体产生疲劳累积的可能性基本为零。从本质上来说,急性疲劳是生理性疲劳的一种类型。

（2）慢性疲劳。在生活、工作或者运动等体力活动中,在以往疲劳未能彻底恢复的基础上产生新的疲劳,与此同时,负新疲劳的债务,进而出现疲劳持续累积的情况,即慢性疲劳。慢性疲劳对人体产生的常见影响是使机体调节机能出现紊乱、机体各器官产生病理性变化,某些情况下还会使机体功能崩溃。以病理变化的性质为划分依据,能够把慢性疲劳划分成可逆性过度疲劳和不可逆性过度疲劳,后者是前者发展的具体结果,前者和后者在体力活动或者脑力活动时发生的可能性都很大。

三、运动性疲劳的特点

发生运动性疲劳的过程涉及多方面因素,当个体参与的运动项目有差异时,机体参与能量供应的代谢系统同样会出现或多或少的差异,进而使运动性疲劳的特征有所不同,具体见表7-1。

表7-1　不同代谢类型运动性疲劳的代谢变化

疲劳时的代谢变化	磷酸原型	磷酸原—糖酵解型	糖酵解型	糖酵解—有氧氧化型	有氧氧化型
ATP 下降/%	30～40	20～30	30	—	30
CP 下降/%	90 以上	90	75～90	65	50
乳酸堆积	少	中	最多	较多	少
肌肉 pH 下降	少	较少	6.6	6.6	少
肌糖原消耗	—	—	少	较多	75%～90%以上
肌内离子变化	—	Ca^{2+} 浓度 ↓	Ca^{2+} 浓度 ↓	K^+ ↓,Na^+ ↑	离子浓度紊乱

各类运动项目的疲劳往往有一些规律可循,短时间最大强度运动性疲劳产生的原因是肌细胞内代谢变化造成 ATP 转换速率

出现下滑。机体能源储备短缺和储备动员过程受到抑制,是机体持续存在中等强度运动性疲劳的重要原因。

因为非周期性练习与混合性练习的技术动作变化多样,所以会加剧机体的疲劳程度。一般来说,习惯性的自动化程度高的以及节奏明显的动作产生疲劳的可能性偏低,而需要集中注意力、动作反复变换的动作产生疲劳的可能性偏高。

机体完成静力性练习时产生疲劳的原因是:中枢神经系统对应的部位长时间内都处于兴奋状态,肌肉中供血减少和憋气导致心血管系统的功能出现弱化。

参照这些特征,个体参与体育锻炼活动或者针对患者设计运动处方时,一定要保证周期性练习与非周期性练习、静力性练习与动力性练习的比例处于均衡状态,把有关运动强度、运动时间、运动项目在内的多项选择都考虑在内,尽可能拖延运动性疲劳产生的时间,避免因此影响锻炼进程。

第二节　运动性疲劳的产生与表现

一、运动性疲劳的产生

(一)能量耗竭学说

能量耗竭学说指出,运动状态下机体内部能源物质消耗过多,并且未能及时补充被消耗的能源物质是运动性疲劳产生的主要原因。相关实验证实,当机体参与短时间、大强度的运动时,和疲劳相伴而生的是三磷酸腺苷和磷酸肌酸含量降低。当机体参与中等强度、运动时间较长的运动时,和疲劳症状相伴而生的机体血糖浓度降低,机体运动能力往往会在补充糖类后慢慢恢复过来。以单腿功率自行车运动为例,运动腿肌肉出现疲劳时糖原含量也会在短时间内迅速降低,但非运动腿糖原含量的变化基本可以忽略不计。

(二)代谢产物堆积学说

代谢产物堆积学说指出,机体产生运动性疲劳的主要原因是运动状态下部分代谢产物在身体内部大量堆积且未能及时清除,代谢产物堆积的结果是体内代谢混乱、运动能力下滑。在无氧条件下,糖会分解代谢出乳酸。乳酸解离后会生成 H^+,由此会使 pH 值呈现出下滑的走向,对糖酵解关键酶的活性产生限制作用,Ca^{2+} 与肌钙蛋白结合的敏感程度往往也会有所下滑,另外会使神经肌肉接头处兴奋的传递受到影响。与此同时,运动过程中血氨浓度升高同样会对中枢神经系统疲劳产生加剧作用,此外还会诱发身体的糖酵解过程,大大增加机体内部的乳酸含量,在机体内代谢产物和乳酸大量堆积的情况下大大降低身体功能。

(三)内环境稳定状态失调学说

这项理论指出,机体内环境处于比较稳定的状态是组织器官长时间维持最佳功能状态的一项基础性条件。当血液 pH 下降时,高渗性脱水往往会使血浆渗透压以及电解质浓度出现变化,由此出现机体相对平衡被破坏,运动性疲劳相伴而生。

(四)突变理论

爱德华兹以肌肉疲劳时能量消耗、力量下降和兴奋性或活动性丧失三维空间的关系作为理论依据,提出了肌肉疲劳的突变理论,此外还把这项理论定位成运动性疲劳的生物化学基础。爱德华兹指出,疲劳就是机体运动能力出现退化的具体反映,如同一条链的全断裂现象或者无断裂现象(图 7-1)。这项理论把疲劳理解成众多因素的全面反映(图 7-2)。当人体处于运动状态时,在能量物质与兴奋性持续消失的过程中往往会有一个快速降低的突变峰,兴奋性会瞬间崩溃,由此能够有效防止因能量储备持续下降导致的破坏性变化,进而通过疲劳的形式反映出来,肌肉兴奋性、能量供应水平、输出功率在这个阶段都会呈现出下滑趋势。

（五）神经—内分泌—免疫网络理论

学者冯炜权是这项理论的提出者,这项理论适用于解释运动性疲劳的产生机制,如图 7-3 所示。当机体处于运动状态时,ATP 减少、血糖下降、γ-氨基丁酸增加等因素都会使得兴奋抑制出现失衡。当机体产生运动应激时,最先出现的变化是下丘脑—垂体—肾上腺轴活动有所增强,血中皮质醇浓度上升,分解代谢加强,性腺分泌睾酮减少,合成代谢减弱。当机体承受的运动负荷超出可承受范围时,皮质醇分泌会进一步增加,同时会从多个方面抑制下丘脑—垂体—性腺轴,此外还会抑制免疫系统。从根本上说,免疫系统功能降低就是机体难以完成接下来工作的信号,机体借助细胞因子反馈对神经内分泌系统产生影响,从而告知机体应当停止运动。

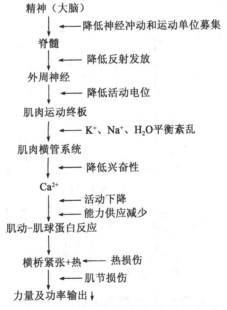

图 7-1　疲劳是机体运动能力退化的具体反应

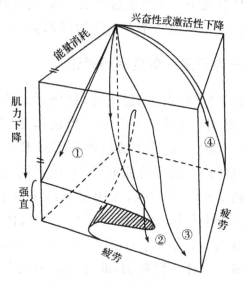

图 7-2　疲劳的全面反映

注：①单纯能量消耗，不存在兴奋性下降，继续则会引起强直；②带突变性的综合疲劳，具有力量突然下降的特点；③综合性能量消耗和兴奋性下降，但没有突变；④单纯兴奋性下降，无能量消耗。

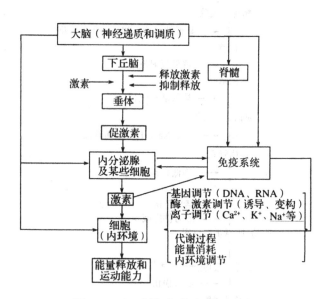

图 7-3　运动性疲劳的产生机制

二、运动性疲劳的表现

通常情况下,运动性疲劳分成轻度疲劳、中度疲劳以及重度疲劳。

(一)轻度疲劳

运动结束后出现疲劳感是一种正常现象,常见表现是呼吸变浅、心跳加快等。一般来说,轻度疲劳所需的恢复时间较短。

(二)中度疲劳

对于中度疲劳,可以从自我感觉、精神以及全身三个方面的表现来判定。在自我感觉上会有全身疲倦、嗜睡、无力等感受;在精神上会出现精神难以集中、心情烦躁、情绪低沉、出差错频率提高这四个方面的表现;全身的表现主要是面色苍白、眩晕、肌肉抽搐、呼吸难度大、口干舌燥、声音嘶哑、腰酸腿疼等。采取一系列措施往往能快速消除中度疲劳,对身体产生的影响可以忽略不计。

(三)重度疲劳

神经反应缓慢、兴奋难度大、情绪烦躁、出现抵触心理等都是重度疲劳的具体表现。机体肌肉的具体表现是肌肉力量降低,收缩速度缓慢,肌肉产生僵硬、肿胀以及疼痛的感受,动作速度和协调程度都大大降低。机体抵抗或者适应阶段累积的各项能力慢慢消失不见,与此同时产生和应激存在关联的疾病,表现器官的功能呈现出退化趋势,重度疲劳由此产生。倘若机体产生的重度疲劳没有在短时间内消除,一定会对身体健康、学习、生活产生很大的影响。不同程度疲劳表征对比见表7-2。

表7-2　不同程度疲劳表征对比表征

	轻度疲劳	中度疲劳	重度疲劳
自我感觉	无任何不适	疲乏、腿痛、心悸	恶心、呕吐等征象
血色	稍红	相当红	十分红,有时呈紫色
排汗量	不多	较多	非常多,尤其是整个躯干部,在颈部以及汗衫上可以出现白色痕迹
呼吸	中等轻快	显著加快	显著加快,有时呼吸节律紊乱
动作	步态轻稳	步伐摇摆不稳	摇摆现象显著,出现动作不协调

除此之外,通过初步测定可以得出,机体出现运动性疲劳时的生化指标变化见表7-3。

表7-3　运动性疲劳时的生化指标

生化指标	疲劳状态	
	轻度疲劳	过度疲劳
血乳酸	$>2mmol/L$	$>12mmol/L$
血尿素	轻度升高	$>8mmol/L$
血氨	轻度升高	$>110\mu mol/L$
尿胆原	4微$\mu mol/L$以上	持续为4微$\mu mol/L$以上

第三节　运动性疲劳的判断方法

运动性疲劳的判断方法包括很多种,这里着重对主观感觉、主观用力感觉、神经与感觉系统三个方面的判断方法进行分析。

一、主观感觉

在运动状态下,工作负荷、心功能、耗氧量、代谢产物堆积状况都会对个体主观感觉产生很大影响,所以说运动者可以把个体主观感觉当成运动性疲劳的一项判断依据。

当运动员身体出现以下症状时,应当全面分析并判定身体有无产生运动性疲劳:精神萎靡不振、对参与运动产生厌恶感;面色发红或者苍白;下肢肌肉产生酸沉感,完成动作的速度减慢;食欲不振、食量不及从前、睡眠质量降低、入睡时间晚会出现失眠;排出大量汗液。当运动员参照主观感觉判定运动性疲劳的实际状况时,可以参照表7-4。

表7-4　疲劳程度的简易判断标准

内容	轻度疲劳	中度疲劳	极度疲劳
自我感觉	无任何不舒服	疲劳、腿痛、心悸	除疲乏、腿痛、心悸外,尚有头痛、胸痛、恶心甚至呕吐等征象,且这些征象持续相当一段时间
面色	稍红	相当红	十分红,苍白,有时呈紫红色
排汗量	不多	较多	非常多,尤其是整个躯干部分
呼吸	中度加快	显著加快	显著加快,并且呼吸表浅,有时会出现节律紊乱
动作	步态轻稳	步态摇摆不稳	摇摆现象显著,出现不协调动作
注意力	较好,能正确执行指示	执行口令不准确,会出现错误的技术动作	执行口令缓慢,技术动作出现变形

二、主观用力感觉

瑞典生理学家冈奈尔·伯格(Guenzel Borg)指出,运动状态下机体接收到来自肌肉、呼吸、疼痛、心血管等多个方面的刺激都会传入大脑,从而使得大脑感觉系统出现应激反应。冈奈尔·伯格(Guenzel Borg)参照这项理论,于1973年制定了判断疲劳的主观用力感觉分级表(Rating of Perceived Exertion,RPE),由此对疲劳实施半定量分析,具体见表7-5。

表 7-5　主观用力感觉分级(RPE)

自我感觉	等级	自我感觉	等级
根本不费力	6	稍累	14
	7		15
极其轻松	8	累	16
很轻松	9		17
轻松	10	很累	18
	11	极累	19
	12	精疲力竭	20

三、神经与感觉系统

(一)反应时

当人体受到刺激到产生显著反应开始所需时长,就是所谓的反应时。当人体出现运动性疲劳以后,反应时会有所增加,建议相关人员利用反应时测试仪实施定量测试。

(二)皮肤空间阈

具体来说,可以引起皮肤产生两点间感觉的两刺激间的最小距离就是所谓的皮肤空间阈。当机体出现运动性疲劳时,精细触觉功能会出现下滑,由此必然会使辨别皮肤两点间最小距离的能力出现下滑,由此往往能判断运动性疲劳的实际程度。针对受试者两眼看不到的体表相同位置,在运动前后分别测量 1 次,以安静值为比较对象,安静值大于 1.5 且小于 2.0,则属于轻度疲劳,安静值大于 2.0,则属于重度疲劳。

(三)闪光融合频率

具体来说,受试者无法分辨仪器产生的闪光,仅感觉看到的光呈一片融合的连续光时的频率,就是所谓的闪光融合频率。当运动员视觉功能出现下滑时,受试者达到闪光融合时的闪光频率是判定其疲劳程度的一项有效标准,具体见表7-6。

表7-6　闪光融合实验的评定标准

疲劳程度	正常值与测试值之差/Hz	恢复速度
轻度	1.0～3.9	休息后当日可恢复
中度	4.0～7.9	休息一夜后可恢复
高度	8.0以上	休息一夜后不能完全恢复

四、骨骼肌指标

(一)肌肉力量

肌肉力量下降是机体出现运动性疲劳的一项显著特征。判定肌肉疲劳的依据是运动结束后肌肉力量下降幅度明显,且无法在短时间内恢复。在判断运动性疲劳时,建议相关人员联系参与运动的主要肌肉群来选择具体的测试内容。

在测试过程中,首要工作是参与运动之前连续测定若干次肌肉力量,然后计算出测试数据的平均值,运动结束后采取统一手段测定运动员的实际力量。倘若肌肉力量平均值比参与运动之前低,或者几次力量测定值呈现出了持续下滑的趋势,则可以判定为肌肉疲劳;倘若一次练习结束后,接连几天肌肉力量都未能恢复,则机体的疲劳程度较深。

(二)肌电图

肌电图(EMG)是指肌肉在兴奋状态下形成的电变化,是肌肉兴奋程度和收缩程度的具体表现。当人体处于运动状态时,参照肌电图变化能够进一步判定神经系统与骨骼肌的功能状态,由此可见肌电图可以充当判断运动肌肉疲劳程度的重要依据。

第四节　大学生运动性疲劳的预防和消除

一、大学生运动性疲劳的预防

对于参与运动训练的运动员来说,准确掌握运动疲劳产生的具体表现尤为关键,他觉性运动疲劳和自觉性运动疲劳都有助于及时发现和优化训练计划存在的问题。各类运动项目产生的症状以及产生症状的具体时间往往有或多或少的不同,这里以运动性疲劳的具体表现为基础来阐述大学生运动性疲劳的预防。

(一)科学合理安排运动训练

科学安排运动训练是预防运动性疲劳的一项有效措施,教练员一定要保证所有训练内容都达到合理、科学的双重要求。教练员应当结合运动员的训练时长、训练强度、训练负荷等展开实时监控,从而尽早发现隐患和问题。由此可见,预防运动性疲劳的一项重要工作是制订科学可行的训练计划,制订过程中一定要密切联系运动项目的实际状况,把包括运动强度和运动环境在内的多方面因素都考虑在内,在各个环节都严格遵循循序渐进的原则,参照实际状况来调整各项原则,保证大学生承受的运动负荷和疲劳恢复处于和谐统一的关系。

(二)认真完成热身活动

充分的准备活动能够对内脏器官以及肌肉惰性产生唤醒作用,从根本上降低肌肉黏滞性,由此促使大学生以更快的速度适应大运动量的运动节奏。大学生参与的热身活动应当随着运动训练环境的变化而做出相应的调整。一般来说,低温环境中能量代谢速度快、体热挥发速度快,所以教师应当安排充分的热身活动与保暖有机结合的方式,有效避免学生出现运动损伤并最大限度地延缓学生出现运动性疲劳的时间。湿热环境中运动员体热的散发速度比较慢,出现中暑以及运动能力失调的可能性会大大提高,会在一定程度上影响训练进程。

(三)加强自我监测

大学生可以参照生理指标与心理指标来及时发现运动性疲劳产生的具体情况,联系实际状况加以调整。

1. 生理指标

(1)学生可以对自身早起前在床上处于安静状态时脉搏1min或者10s实施数据统计。倘若阶段内安静状态下脉搏呈现出上升趋势,则表明学生需要合理控制运动负荷量。

(2)学生可以连续测量并记录每天早晨起床后、便后、饭前的体重,如果这个时间段的体重呈连续减轻的趋势,则表明大学生需要关注并分析自身是否存在运动性疲劳。

2. 心理指标

学生还可以凭借主观感觉判断自身是否存在运动性疲劳,出现运动性疲劳的常见信息是肌肉酸痛、无规律可循的肌肉痉挛、心慌、出现想要终止运动的想法,某些情况下还会出现拒绝进入运动场的想法。

(四)出现运动疲劳症候后及时上报教练员和团队

运动性疲劳的常见症候有:训练过程中出现心慌气短、胸闷、伴有发热和血尿等症状;由于运动热情不足造成自身的运动能力出现大幅度下滑,完成动作的速度慢,参与团体项目时在短时间内完成准确判断的能力衰退;在赛场上的具体表现是情绪不稳定、身体能力发挥出现波动或者突然出现肌肉痉挛;女运动员有很大可能会出现经血过多或者经期推迟的情况,某些情况下还会出现停经。当运动员出现运动性疲劳的常见症候时,必须尽早报告教练员以及团队。

(五)良好的生活环境和训练环境

运动训练是具备系统性特征的过程,训练自身因素和训练环境都发挥着不可替代的作用。在运动训练过程中,建议教练员优先选择达到较多要求的场地条件、温度和湿度都比较适宜的环境条件。同时规律性饮食、良好睡眠质量、合理营养补充也是必不可少的。要确保生理负担在学生可承受范围内,有效避免运动性疲劳产生,促使训练质量获得大幅度提升。

保证学生生活节奏与训练节奏达到正确性要求,保证生活制度的相关安排达到规律性要求,这两个方面的要求是保障学生运动性疲劳得到有效预防与消除的重要途径。对于每个个体来说,各种类型的活动都需要大脑皮层发挥支配性作用,节奏正确的深远意义是大脑皮层中产生"运动定型",推动机体活动达到"自动化""节省化"的双重要求。减轻机体生理负担对运动员提升自身运动训练成绩和充分消除运动性疲劳都有积极作用。在日常生活中,学生应当杜绝不良生活习惯,保证自身生理机能处于良好状态,不断提高运动训练的实际效率,最大限度地延缓运动性疲劳的出现时间。

(六)功能训练

功能训练起源于运动康复,经过多年观察表明产生运动损伤的常见原因是稳定肌功能有待提高、肌肉用力失衡,功能动作筛查能够相对准确地筛查学生有无出现这两种状况。功能训练筛查的常见项目分别是过栏架、肩部灵活性测试、前后分腿蹲、深蹲、主动直膝抬腿、躯干稳定性测试。凭借功能训练预防人体出现运动性疲劳的机制旨在防止机体出现运动损伤。截至当前,尽管很多专家和学者对概念、基础理论和体能训练的关系未能得出统一意见,但都在一定程度上肯定了功能训练产生的积极影响。一般来说,我们会将稳定肌群的肌肉称之为核心力量。当运动项目存在差异时,参与肌群也会随之出现或多或少的差异,教练员不仅要设法强化专项肌肉群,同时要确保学生的肌肉系统协调统一的关系,由此使神经肌肉的效率得到大幅度提升。需要注意的是,功能训练并未强调肌肉的表面积与形状,而是促使核心肌肉群训练的训练效果达到最大化,推动小肌肉的协调发展,从而促使学生完成配合专项肌群工作时形成的运动能力达到最大化。从整体来分析,绝大多数功能训练都是凭借复杂结构加大肌肉的拉伸程度,采取多元化训练手段参与不同类型的平面协调练习,由此达到延缓运动性疲劳产生以及缩短运动性疲劳恢复时间的目的。

二、大学生运动性疲劳的消除

(一)运动后休息

1.积极性休息

(1)变换活动部位和调整运动强度。

1903 年,苏联学者谢切诺夫开展测力描记实验时发现,当受试者右手握测力器工作至疲劳之后,进行长达 10min 的静止性休息之后再次握力直至产生疲劳,准确计算并记录测力器的次数与时间;进行长达 10min 的休息之后,换左手握测力器工作 2.5min,达到时间后换右手握测力器直至出现疲劳,采用相同办法准确计算并记录受试者右手达到疲劳时握测力器的次数与时间。最终结果表明,以左手继续工作替代静止性休息有助于缩短受试者右手的恢复时间、增加右手的安全性。谢切诺夫采取转换活动的手段来消除运动性疲劳的方法就叫积极性休息。

巴甫洛夫对上述实验结果的解释是,因为支配工作不久的左手活动的大脑相应中枢的兴奋,能够使因为受到负诱导影响而已经疲劳的、支配右手活动的中枢形成的抑制迅速增加,如此能够从根本上加快受工作影响而消耗掉的物质恢复时间,由此使受试者右手的工作能力大大增强。通过参与运动来加快血液循环速度、增加机体内部的氧气和营养物质是提高疲劳者工作水平的一项有效途径。相关研究证实,消除乳酸的众多实践活动证实,人体处于静止性休息状态下,血乳酸消除的半时反应约为 25min,恢复至运动前水平大约需要花费的时间是 1～2h;而人体处于积极性休息时,血乳酸消除的半时反应约为 11min,恢复至运动前水平大约需要花费的时间是 0.5～1.0h。

(2)整理活动

整理活动就是正式练习结束后完成的部分加快机体功能恢复速度的身体练习,比较常见的是慢跑、呼吸体操、肌肉韧带拉伸练习等。个体参与整体活动的意义是:最大限度地减少肌肉的延迟性酸痛,促使机体的运动性疲劳尽早消除;改善机体血液循环状况,促使机体下肢的血液平稳回流,从根本上加快机体内部代谢产物的消除速度;有效避免激烈活动在短时间内快速停止造成机体功能处于不协调状态,比较常见的有重力性休克等。

2.睡眠

积极性休息是不可以替代静止性休息的,原因在于积极性休息同样是众多活动中的一种,不断转换也依旧无法阻止运动性疲劳的累积,由此能够得出正常睡眠是个体必须达到的要求。当人体处于睡眠状态时,会或多或少地加深大脑抑制过程,有效加快合成代谢的整体速度,最终达到消除运动性疲劳、全面恢复机体体力与精力的双重目标。通常情况下,个体睡眠时间存在着或多或少的不同,一般 7～9h 就可以保证个体的睡眠质量,绝大多数正处在生长发育期的青少年需要 10h 的睡眠时间。

(二)合理的营养

当个体参与体育锻炼时,都需要消耗大批量能源物质来源源不断地向机体提供能量,由此能够得出运动结束后及时补充营养物质对消除运动性疲劳和改善锻炼效果都是至关重要的。为此,作为一名参与运动活动的学生一定要在运动结束后合理摄入各种营养物质,参照具体的运动形式与运动时间来有目的、有计划地补充人体所需的营养物质,由此达到运动性疲劳消除的时间和身体恢复的时间。

1. 能源物质的合理调配

将运动结束后需要补充的热量按照蛋白质∶脂肪∶糖的方式进行比例划分,对于绝大部分运动员而言,三者比例都应当是1.2∶0.8∶4.5;受负荷特点的影响,耐力性运动项目要求适当提高运动员膳食结构中糖的含量,具体比例是1.2∶1.0∶7.5;运动负荷偏小的运动项目,最佳比例是1.0∶0.6∶3.5。运动员摄入的蛋白质、脂肪以及糖的总量应当密切参照运动员的机体代谢需求。

2. 营养物质的补充方法

(1)糖的补充。通常情况下,全身糖储备总量约为300～400g,包括马拉松在内的很多长距离运动项目均能够让糖储备出现耗竭。个体参与运动后的6h以内,肌肉内部糖原合成酶活性会达到最高值,如此对糖原合成有很大的积极作用,所以说运动结束后大学生应当尽早补充糖。在运动后即刻、2h以内以及每隔1～2h连续补糖,能够让肌糖原合成量达到最高值。当大学生参与的运动结束后,实际补糖量应当根据体重为0.75～1.0g/kg,24h内补糖总量达到9～16g。一般来说,淀粉类食物的含糖量大约是70%～80%,释放速度比较慢,引起胰岛素分泌进而使得机体血糖骤然下降的可能性为零,此外淀粉中包含维生素、无机盐和纤维素,建议大学生在训练活动结束后或者比赛结束后的恢复期适当补充淀粉类食物。

(2)蛋白质的补充。蛋白质是人体肌肉收缩、运输氧气以及调节代谢不可或缺的物质,有助于细胞组织的生长过程、更新过程以及修补过程都处于良好状态,所以运动者在蛋白质方面的实际需求要比常人多一些。但必须着重说明的是,补充较多蛋白质并非一定能对肌肉增长产生积极作用,如果机体内部的蛋白质或者氨基酸总量超出正常范围则会大大增加肝和肾的负担,由此会对运动者的健康产生负面影响。

正常情况下,参与运动的大学生蛋白质供应量应当是一日总热量的 12%～15%,优质蛋白质在蛋白质总量中占据的最佳比例是 1/3。就运动员的年龄来说,成年运动员按体重为 1.0～2.0g/kg,少年运动员为 2.0～3.0g/kg,儿童运动员为 3.0～3.4g/kg。就参与力量性训练的大学生运动员以及需要控制体重的运动员而言,有必要适度增加蛋白质的摄入量,建议将摄入量提高至 18%。

(3)脂肪的补充。对于参与运动训练的大学生而言,无须刻意补充脂肪,最佳脂肪量应当占总热量的 25%～30% 即可。由于参与游泳运动或者参与冬季运动项目的大学生运动员机体会散出很多热量,所以建议大学生运动员科学增加膳食中的脂肪含量,但脂肪含量应当控制在总热量的 35% 以下。

(4)维生素的补充。维生素是机体各项代谢的重要参与者。在运动过程中,维生素需要量往往会随着物质代谢逐步旺盛而有所增加,机体维生素不足的后果是机体抵抗力和酶活性下降、氧化还原过程的实际速度减慢、运动能力减弱、运动性疲劳的程度加深。参与运动训练的大学生摄入维生素的部分推荐量建议见表 7-7。

表 7-7　运动员维生素的推荐量建议

运动情况	维生素 A	维生素 B_1	维生素 B_2	维生素 C
一般训练期	1 500μg 视黄醇当量,视力紧张运动项目可增至 1 800μg 视黄醇当量	3～5mm/d	2～2.5mm/d	140mm/d
比赛期	—	5～10mm/d	2～3mm/d	200mm/d

(5)矿物质的补充。机体内矿物质的生理功能是:参与构成机体组织、维持细胞渗透压及体内酸碱平衡,维持神经肌肉兴奋

性和细胞膜通透性,作为酶的激活剂或组成成分调节酶活性等。在运动状态下,当机体代谢越来越旺盛时,机体消耗的矿物质以及伴随汗液排出体外的矿物质都会随之增加,同时大运动训练造成机体吸收矿物质的水平下降,均会对运动者机体各项功能的发挥产生负面影响。运动员部分矿物质的建议推荐量可参见表 7-8。

表 7-8　部分矿物质运动员的建议推荐量

矿物质	推荐量
钙	1 000～1 200mg/d,大运动量项目或高温下训练、比赛可考虑上限
铁	男运动员常温下训练比赛为 20mg/d,高温下为 25mg/d;女运动员常温下训练比赛为 25mg/d,高温下为 30mg/d
锌	常温下训练比赛为 20mg/d,高温下为 25mg/d
硒	50～150μg/d

(6)水的补充。在运动状态下,尤其是在炎热环境中运动时,机体内部产生的热量会大大增加,机体会凭借发汗达到散热的目的,大量发汗不可避免地会使体液与电解质大量丢失,从而诱发机体脱水,对运动者运动能力的发展和身体健康的保持都有负面影响。要想有效保持人体正常生理功能、缩短运动结束后的恢复时间,就一定要及时补液。

当运动结束后,利用补液纠正机体脱水状态,即所谓的复水或者水的复合。刚刚参与剧烈运动后,尽可能早地完成复水有助于加快身体功能恢复速度,具体的补液量应当结合运动者体重来确定。运动后补液一定要严格遵循少量多次的原则,杜绝运动者暴饮。补充液体应当是包含糖、电解质的运动饮料,糖的含量应当是 5%～10%,钠盐含量为 30～40mmol/L,由此达到在短时间内迅速复水的目标。如果参与运动训练的大学生只饮用白水,则会在一定程度上降低血浆渗透压、增加排汗量,使得机体复水时间有所推迟。

(三)中医药手段

当运动性质存在差异时,机体出现运动性疲劳的具体症候也会随之出现变化,教师及其相关人员应当参照中医理论对运动性疲劳分类,具体就是形体疲劳、神志疲劳、脏腑疲劳以及比较多见的运动性疲劳症候,只有达到对症选药、对症组方的双重要求,方可充分消除运动性疲劳、推进运动性疲劳恢复进程,使大学生的运动能力得到质的飞跃。就现阶段来说,恢复大学生运动性疲劳的主要着手点分别是健脾益气、补肾壮阳和补益气血。需要补充的是,中药能够有效对抗自由基,使用广泛的抗氧化剂中药分别是人参、当归、五味子等。

(四)心理学手段

当训练和比赛告一段落后,对大学生采取心理调整措施往往能使他们精神的紧张程度有所下降,使得大学生的心理状态更加放松、更加健康,有效推进大学生神经能量恢复进程,由此作用于大学生身体其他器官和系统的恢复进程。不管是心理调整训练,还是音乐疗法,或不同类型的文娱活动均有助于大学生紧张情绪的放松以及运动性疲劳的消除。

第八章　大学生运动医务监督体系的建立

医务监督是充分利用现代医学基本理论和体育运动规律,对运动者的身体进行全方位检查,对其发育情况、健康水平和运动能力进行客观评价。本章就来对大学生运动医务监督体系建立方面的理论进行研究。

第一节　身体机能检查

一、身体机能检查的概念及目的

(一)身体机能检查的概念

通常,身体机能检查是医生通过感官,或者借助医学工具来了解学生身体状况的基本检查方法。在医务监督中,身体机能检查是一项重要的内容。可以通过身体机能检查,使学生了解自己的健康状况,及时发现疾病,进而结合检查结果进行临床诊断。

(二)身体机能检查的目的

(1)得出运动员全身的健康状况。

(2)判断身体发育和成熟程度。

(3)查出运动员身体的缺陷,包括近视、色弱、脊柱变形、心电图异常、扁平足、长短脚等，这些问题会对运动产生巨大的影响。

（4）检查运动员的身体是否有运动性损伤和潜在的伤病因素。

（5）通过对健康和伤病情况的了解，为运动员提供科学的医疗保健措施。

（6）为促进运动员健康，预防运动伤病和意外提出科学的卫生要求及建议。

二、身体机能检查的内容

（一）一般史和运动史

1. 一般史

（1）既往病史，重点包括白喉、肺结核、麻疹、肝炎、风湿病以及有无脑震荡史和昏厥史，是否有伤病后遗症等。

（2）是否有过因运动导致的昏厥，如有则必须注意检查是否有严重心律失常等心脏性疾病。

（3）是否做过手术，心电图是否异常，心脏是否有杂音。

（4）是否有 50 岁前出现心肌梗死的直系亲属，排除家族性心脏病的危险因素。

（5）过敏史，包括药物、蜂虫和花草等。

（6）生活史，包括生活环境、学习情况、营养条件以及是否有抽烟、喝酒等不良生活习惯等。

2. 运动史

（1）运动训练的基本情况，包括开始进行系统训练的日期、训练项目、训练习惯和运动负荷等。

（2）训练是否出现过间断，如果有说明原因。

（3）参加比赛的情况及运动成绩的变化。

（4）是否有运动性疾病和运动外伤的历史，如果有应记载伤病的具体情况，包括受伤部位、受伤原因、治疗措施、治疗过程、治疗效果和恢复情况等。

（5）还应询问近期及前一天的训练情况，如运动量、运动后身体反应等。

（6）对于女子运动员，除了上述内容外还要询问月经史，包括经期对训练和身体的影响，经期内是否进行训练和比赛。对于已婚的女子运动员，要询问妊娠和生育史，以及服用避孕药的情况等。

（二）体表检查

1. 皮肤黏膜

检查皮肤黏膜是检验运动员是否患有传染性皮肤病，如果有应该在治疗后才能参加比赛。检查的具体内容如下：

（1）皮肤黏膜是否苍白，有无黄染、出血点和蜘蛛痣。

（2）是否有皮炎、癣病、湿疹、疖肿等皮肤疾病。

（3）皮肤有无瘢痕，手足有无胼胝，下肢是否有静脉曲张等。

2. 淋巴结

体表淋巴结是否肿大，如果发现任何部位的淋巴结有增大，应进行检查。

3. 甲状腺

甲状腺是否肿大，如果发现有增大的情况，应进一步问诊和检查。

（三）形态测量

形态测量是身体机能检查的一部分，通常在晨间空腹状态下进行。下面阐述一些常见的形态测量的内容及方法。

1. 身高

身高具体分为站高和坐高。

测量站高时,测试者的足跟、臀部和肩胛骨间与测量仪的支柱相接触,将身体挺直,头部摆正,外耳道与外眼角处在同一个水平线上。

通过测量坐高能够算出头、躯干及下肢所占的长度。测量坐高会运用到一般身高计,再加上高40cm的凳子。测试者坐在凳子上进行测量,将身高计上的数值减去40即为坐高的数值。

2. 体重

体重能反映出人体营养情况和肌肉的发达情况,对于运动员来说要定期测量。

如果体重在一段时间内明显上升,就要看是否有以下情况:

(1)摄入营养的能量超过消耗量。

(2)摄取外源性激素,例如采取合成固醇等。

(3)体质改变。

当体重在一段时间内明显降低,就要看是否有以下情况:

(1)患有消耗性疾病。

(2)出现营养不良。

(3)训练量和强度过大,频率过于密集。

(4)饮食紊乱或过分控制体重。

3. 胸围

一般用皮尺来测量。测量男性胸围时,皮尺前方放在两乳头连线上,后面放在两肩胛骨下角处。测量女性胸围时,前方放在第四肋骨胸骨骨端水平线上,后方放的位置同男性。

测量胸围包括平静呼吸、深呼气和吸气时三种情况。深呼气时胸围和深吸气时胸围之差即为呼吸差。

4. 颈围

将皮尺放在环状软骨下方进行测量,即可得出颈围。

5. 前臂围和上臂围

将肘部伸直,在前臂最粗处,用皮尺测量,即可得出前臂围。

上臂围可分为上臂紧张围和上臂放松围。上臂紧张围是用力屈肘,在肱二头肌最高处测量,即可得出上臂紧张围;将肘部伸直,仍在肱二头肌最高处测量,即可得出上臂放松围。

6. 大腿围和小腿围

两腿分开与肩同宽,皮尺在后面放在臀纹处,前面放在与后面等高水平,即可测出大腿围。

两腿分开与肩同宽,皮尺在小腿最粗处测量,即可测出小腿围。

7. 肩宽和骨盆宽

使用骨盆测量器,将其两端放于两肩峰上,即可测出肩宽。

将骨盆测量器的两端放在骨盆两侧骨骼的前上侧处,即可测出骨盆宽。

8. 胸廓前后径和胸廓横径

将骨盆测量器的一端放于腋下与第四胸肋关节水平的胸骨上,另一端放于水平位的刺突上,即可测出胸廓前后径。

将骨盆测量器的两端放在腋下中线的肋骨上,即可测出胸廓横径。

(四)内脏器官系统物理及功能检查

1. 运动系统

(1)肌力测试。①握力。用握力计进行测量,测试三次,取最大值为结果。②背力。测试背力有两种方法。第一种使用背力计,将其握柄高度与测试者的膝关节相平行;测定时伸直膝盖,缓慢地用最大背伸力量向上拉。第二种是测试者俯卧,肚脐与床边平齐,躯干上部腾空,两手背在头后,在双脚固定的情况下通过背伸用力,记录保持的时间。男生 30s 以上者良好,15～30s 为中等,15s 以下为弱;女生 20s 以上为良好,10～20s 为中等,10s 以下为弱。③腹壁肌力。测试方法为仰卧起坐,测试者以中等速度进行,时间为 1min,超过 30 次为良好,15～30 次为中等,低于 15 次为弱。④肩部和上肢肌力。手持哑铃(男生 5kg,女生 2.5kg),两臂侧平举,计算保持的时间,超过 25s 为良好,15～25s 为中等,低于 15s 者为弱。

(2)关节功能检查。①站立姿势。要从前、后和侧面来全面检查,具体包括两肩的对称性和胸廓的形状。胸廓除了正常胸之外,还会存在桶状胸、扁平胸、凹陷胸和鸡胸等不良情况。

检查脊柱的外形时,要注意其生理曲线是否正常,是否有侧弯、前凸和后凸的情况。判断侧弯的方法是垂线法,将线的一端放在枕骨结节上,另外一端由重锤垂下,计算出侧弯的最突出点与线的间距。小于 2cm 为轻度侧弯,3～5cm 为中度侧弯,超过 6cm 为重度侧弯。前、后凸的测量可直接用脊柱测量器进行。②步态。从走、跑的姿态来检查,建议进行足跟、足尖行走试验。③足底。检查是否有扁平足和弓形足。常用方法是将脚踩满滑石灰,踩在黑板上留下脚印,根据脚印的形状评判是正常足、轻度足还是扁平足。轻度足和扁平足通常不会妨碍到运动锻炼。④关节活动范围检查。可运用量角器来测定关节活动度。检查下肢的外形和长短时,测试者立正站好,观察两足跟、膝部是否并拢,若两膝并不上则为"O"形腿,若两足跟无法并拢则为"X"形腿。通过髋关节屈伸、膝关节屈伸、踝关节屈伸等方法来评定关节活动范围。

2. 心血管系统

(1)心脏检查。运用视、触、叩、听等方法初步判断心脏是否有疾,若有能进一步发现部位、性质、病因和程度,这具有非常重要的意义。

视诊:观察心前区是否有异常隆起及凹陷和异常心尖搏动。正常时,心尖搏动在胸骨左缘第 5 肋骨锁骨中线内 0.5～1.0cm 处,直径范围为 2.0～2.5cm,一般清晰可见。

触诊:进一步确定心尖搏动的位置、范围与强弱。若有抬举性心尖搏动,左心室肥大是明显体征。如果诊断出震颤,说明心脏必有病变,多见于先天性心脏病及心脏瓣膜狭窄。

叩诊:确定心脏界线,判定心脏的大小与形状。心脏左右边缘被肺遮盖的部分在诊断中呈现出相对浊音。正常心脏左界第五肋应在锁骨中线内,右界在右胸骨旁 0.5～1.0cm 内。大学生运动员的心脏会更加肥大,通过心室肌增厚和心脏紧张性扩张引起,被称为"运动员心脏",这与病理性的心脏增大是不一样的。

听诊:是检查的主要手段,主要诊断心率、心律、心音强度和有无杂音。正常情况下的心率应该在 60～100 次/min,大学生超过 100 次/min 为心动过速,低于 60 次/min 为心动过缓。大学生运动员在检查时会出现心音低沉,伴随着心动过缓的情况,这是因为运动员的胸壁肌肉更加发达,迷走神经更有张力,是正常情况。

(2)血管检查。①脉搏检查。最常见的检查部位为桡动脉触诊,其次是颈动脉。在脉搏检查中,要把握好脉搏的速率、节律、强弱、紧张度、波形和动脉壁的情况,并考虑到各种因素的影响。②血压检查。通常用血压计来测量。收缩压(高压)的标准范围是不高于 140mmHg,舒张压(低压)的标准范围是不高于 90mmHg。

3. 呼吸系统

呼吸系统检查除了临床上常用的视、触、叩、听等方法外,还包括呼吸功能检查。

视诊:男生的呼吸以膈运动为主,胸廓下部及上腹部的活动度较大,形成腹式呼吸。女生的呼吸以肋间肌运动为主,形成胸式呼吸。正常人在安静状态下的呼吸频率为 16～18 次/min,呼吸与脉搏的比例为 1:4。

触诊：主要用于胸廓活动度的检查，是否存在语音震颤，可判断胸内病变的性质。

叩诊：正常时，胸部叩诊为清音，其强弱和高低取决于肺含气量的多少、胸壁的厚薄以及邻近器官的作用。如果诊断出浊音、实音、过清音或鼓音则为异常，说明肺、胸膜、膈或胸壁有病变。

听诊：正常时，喉部、胸骨上窝、背部第6、7颈椎及第1、2胸椎附近都能听到支气管呼吸的声音，就像是口腔呼气时发出的"ha"声；大部分肺野内能听到肺泡的呼吸声，正常时发出"fu-fu"声；在胸骨两侧第1、2肋骨间隙，肩胛骨区第3、4胸椎水平以及肺尖前后可以听到支气管肺部呼吸音，也有支气管呼吸和肺泡呼吸的混合呼吸音。

4. 神经系统检查

（1）卧倒—直立试验

学生卧床休息2～3min，之后检查1min的脉搏数，然后缓慢站起来，再检查1min的脉搏数。正常来讲，第二次的脉搏要比第一次增加12～18次/min。如果脉搏差超过这个范围，则说明交感神经兴奋性增强；如果脉搏差小于6次，说明交感神经兴奋性差。

（2）直立—卧倒试验。过程与卧倒—直立试验相反。学生安静站立，检查1min的脉搏数，然后缓慢地躺在床上，隔15s后，检查1min的脉搏数。正常情况下，第二次的脉搏要比第一次减少6～14次/min，若脉搏差超过这个范围，则说明交感神经的兴奋性增强。

（3）皮肤划痕试验。用钝头针在胸部的皮肤刻下3～5条划痕，以刺激皮肤血管的植物神经末梢，之后观察皮肤的反应。当出现明显的白色痕纹，并持续30s以上，说明交感神经兴奋性增高；当出现红色痕迹，并持续20s以上，说明副交感神经兴奋性增高；当出现明显的红色痕迹，且略浮肿突出，并持续30s以上，说明副交感神经的兴奋度显著增高。

第二节 体育教学的医务监督

一、健康分组

在高校体育教学中,安排的教学内容与采取的教学方法要因人而异,运动量要符合人体生理规律。而根据学生的年龄、性别、健康状况、身体机能、发育情况、身体素质和运动基础进行健康分组是开展体育教学前的重要准备工作。通常来讲,健康分组可分为基本组、准备组和医疗体育组。

(一)基本组

基本组由身体健康,机体功能正常,发育良好或功能检查结果良好,且有一定的锻炼基础的学生构成。

基本组依据高校体育教学大纲(课程标准)制定教学要求,要求学生达到《国家体育锻炼标准》,鼓励学生积极发展个人特长,参加校体育代表队,参加比赛,为校争光。

(二)准备组

准备组由发育和健康上略有异常,但功能检查结果没有严重问题,日常不经常参加体育锻炼的学生构成。准备组可按照国家教育部或高校制定的教学大纲(课程标准)制定教学要求,但与基本组相比,进度要慢一些,运动量要小一些,间歇时间长一些。

准备组的学生不宜长期参加剧烈运动和训练比赛,达到体育锻炼标准的期限也要相对延长。

(三)医疗体育组

医疗体育组由发育和健康状况较差,患有先天性疾病(如脊柱畸形、先天性心脏病等)或大病初愈和身体存在永久性残疾,无法进行体育活动的学生构成。

医疗体育组的体育教学要求由教师和医生共同探讨后确定。医疗体育组在学习期限上要适当延长,考核标准要适当降低,可开设医疗体育课程,不建议进行剧烈的体育活动。

总体来说,学生可以在基本组、准备组和医疗体育组之间来回切换。在进行体育锻炼的过程中,准备组的学生提高能力后可以升入基本组;医疗体育组的学生的疾病得到缓解后,可转入准备组或基本组;基本组与准备组的学生如果出现运动损伤和其他疾病,应转入医疗体育组。

(四)体育运动的禁忌症

(1)内脏疾病(如心脏、肠胃、肝等)的急性期。

(2)呼吸道疾病,如感冒、发热、咽喉炎、扁桃体炎、肺炎等。

(3)容易出血的相关疾病,如肺结核咯血、消化道出血等。

(4)化脓性疾病,如脓肿、甲沟炎等。

(5)癌症、恶性肿瘤。

(6)月经过多或严重痛经的发作时期。

二、运动场地设备的医务监督

(一)运动场地与设备的卫生

(1)检查训练场地是否平整,有无障碍物,室内场地有无灰尘,游泳池的水是否达到卫生标准。

(2)检查田径跑道是否平整,是否有过硬过滑的现象;沙坑是否松软,里面有无石子等杂物。

(3)检查坑沿是否高出地面,踏跳板是否与地面平齐等。

(4)检查跳箱、爬绳、单杠、肋木等固定器械是否有年久失修的潜在风险。

(5)检查训练场地内是否有数量合适、大小适宜的海绵垫,海绵垫之间的衔接是否严密等。

(6)投掷场地上是否有明显的标志物。

(7)检查室内场馆的通风、照明情况,以及温度和湿度等。

(二)体育器械的维护

(1)器械表面是否光滑,有无裂缝。

(2)检查器械的部件是否牢固,接头安放位置是否妥当,有无松动或锈蚀的情况。

(3)运动器械的高低、大小和重量是否符合锻炼者或运动员的年龄、性别、生理特点。

三、各种体育教学活动的医务监督

(一)体育课的医务监督

1. 课前检查

(1)树立"以人为本"的观念和"因材施教"的原则。在上课前和课间休息时要认真做到场地器材的卫生监督和安全保障工作;充分了解学生的健康情况,按照健康分组分别安排教学计划,特别是要关心体弱多病的学生;建立全校学生健康档案,女生要加入月经登记卡等。

(2)检查学生的着装情况,查看学生穿的衣服、裤子和鞋袜是否卫生,是否符合体育教学的要求等。运动服装要合适,过肥过小都不合适,以宽松为宜。在教学活动中,禁止学生携带发卡、小刀、铅笔、项链等坚硬锋利的物品,防止意外的发生。

2. 课中检查

教学过程中,始终注意观察学生的言谈举止和神态变化。在进行剧烈运动或比赛时,教师要关注每个学生的动态表情,如果有人出现异常情况,应及时停止,采取相应的急救措施。

对于教师来说,要善于从学生的感觉、语言、叹息或呻吟中判断学生的疲劳程度。定期组织学生测量脉搏,以对教学安排的运动量和运动强度进行控制,进而掌握学生身体变化情况等。

(二)早锻炼的医务监督

大学生每天清晨起床后在上午第一节课前可来到运动场活动一下身体,这就是早锻炼。通过清晨的锻炼,能使大脑皮质因一夜睡眠而形成的抑制得以消除,使各器官从沉睡的状态复苏过来,以充沛的精力和昂扬的斗志,开启新一天的学习与生活,对健康也是有益的。

在早锻炼的项目选择上,应结合学生的年龄、健康状况和外界环境而定。锻炼内容应该是学生喜欢、简单易行的,如健身操、慢跑、单杠、太极拳等。

早锻炼的时间应控制在 20~30min,不要过长。运动负荷控制在 130~160 次/min 的区间内,身体活动不要太剧烈。早锻炼后要及时用毛巾擦干汗水,以免影响到上课,锻炼结束后休息片刻再去吃早饭。冬天低温环境下锻炼时要携带御寒用品,做好准备活动。

(三)课外活动的医务监督

课外活动属于校内体育课程的延伸,是对体育教学活动在课外很好的补充。通过组织多姿多彩的课外体育活动,使学生满怀期待地参与进来,可使学生在结束一天紧张的学习之后让大脑得到休息,精神得到缓解,还能对体育课中学到的知识和技能进行复习和巩固。积极参加课外活动,使学生形成自主锻炼的习惯,树立"终身体育"的意识,发展身体素质,锻炼运动功能,最终获得健康。

课外活动在内容安排和形式上应做到灵活多样。可以复习巩固课内教学内容,也可根据天气、季节特点,组织相应的竞赛活动,如冬季可组织长跑比赛,春秋可组织跳绳、踢毽等趣味竞赛,夏季可进行球类比赛等。

对那些有生理障碍、患有慢性病或体质差的学生,可安排专人,在课外活动时间组织他们进行医疗体育活动,以帮助他们提高自我的运动能力。对于高校来讲,应在没有体育课的日期内,每周至少组织 2 次课外活动,锻炼时间以 1h 为宜,运动强度适中,将心率控制在 180 次/min 以下。

由于组织课外活动时学生人数较多,如果管理工作不到位的话就很容易出现安全事故,造成严重后果。为确保让学生进行愉快、安全的课外活动,要组织好活动秩序,事先做好周密的计划,确定好活动人员、参加人数、活动时间、活动内容、场地器材、辅导人员等因素。体育教师在活动前要对运动场地和器材进行检查,进行器械活动时要安排人员进行保护。在运动前带领学生进行准备活动,讲明运动的安全事项,防止运动伤病的出现。

对于高校来说,经常将校运动队的训练安排在下午课外活动时间来进行。校运动队训练的医务监督的要求就不能按照对普通大学生的要求来进行,因普通的大学生医务监督要求是按照运动医学和体育保健学的监督要求进行的,这与运动训练所倡导的理念不同。而运动队训练医务监督的要求则不同,运动队训练必须按竞技体育医务监督的要求进行。关于运动训练的医务监督,将在第三节进行具体研究。

第三节　运动训练和比赛的医务监督

一、运动训练的医务监督

(一)运动训练医务监督的内容

在运动员的训练过程中,医务监督是不可或缺的一项重要组成部分。通过及时的医务监督,能使运动员及时了解自己的健康状况和身体机能情况,能够对消除疲劳、防治伤病、训练监控起到重要作用。

1. 通过医学手段监督运动训练

运动训练的目的之一是挖掘运动员的身体潜力,因此负荷强度大。只有通过高强度、长时间的持续训练,才能获得超量恢复。但存在着这两个问题:如何使负荷合理,不超过运动员的生理极限?如何使训练达到超量恢复的目的,却又保证不使疲劳过度积累?这就是运动训练医务监督要去研究和解决的。

2. 检查并测试身体机能

运动训练医务监督的内容之一是对运动员的身体机能进行检查和测试,从而对他们的身体机能状况作出综合评定。在不同训练阶段和不同状态下,都可对运动员进行身体机能检查,这对他们的训练有着重要意义。

3. 预防和治疗运动伤病

运动员在长期的训练和比赛中往往会累积一身的伤病。所以,为了使他们以健康的身心和良好的状态去面对训练和比赛,就要对运动性伤病早发现,早处理,早治疗。

通过医务监督,能够对患病运动员什么时候能恢复训练,训练内容和运动量的安排,是否达到比赛标准等问题进行确定。

4. 消除运动疲劳

运动员的训练通常是长期而不间断的,因此运动员在生理上和心理上都很容易产生疲劳,从而造成身体机能的下降,使个人的情绪状态出现波动。因此,在医务监督中要重视运动员所出现的疲劳,并及时采取有效措施,比如通过开出运动处方等方式,以避免过度训练综合征、运动疲劳等情况的发生。

(二)运动训练医务监督的指标

1.脉搏

在安静时,正常成年人脉搏(心率)在 70 次/min 左右,正常范围是 60～100 次/min。如安静时心率超过 100 次/min 者,称为窦性心动过速;安静时心率低于 60 次/min 者,称为窦性心动过缓。心动过速常见于心脏疾病、甲状腺机能亢进、发热等。经常参加体育活动的人心率较低。训练有素的耐力项目运动员,常常出现窦性心动过缓,即安静时脉搏低于 60 次/min。这是由于长期训练,迷走神经紧张性增高所致,是心血管系统对长期训练产生适应的表现。运动员窦性心动过缓是普遍存在的。

可以通过脉搏来了解运动量的大小。在运动训练或比赛时,如脉搏超过 180 次/min 者,为大运动量训练;150～180 次/min 为中等运动量;脉搏低于 144 次/min 为小运动量。以脉搏恢复时间 5～10min 为标志,在 5～10min 内恢复运动前的脉搏次数者,为小运动量;在 5～10min 后比运动前快 2～5 次/min 者,为中等运动量;在 5～10min 后比运动前快 6～9 次/min 者,为大运动量。

2.心脏

长期从事运动训练,尤其是进行耐力项目的运动员,他们的心脏面积要比常人大一些,这种现象被称为运动性心脏肥厚。长期训练后,毛细血管逐渐增多,冠状动脉持续扩张,心脏出现一系列对身体有益的反应,包括心动徐缓、输出量增加、运动负荷试验反映较好等。

要注意的是,运动性心脏肥大和病理性心脏肥大不同。病理性心脏肥大对身体是有害的,会有心悸、心律不齐、气喘、胸闷等现象出现。

3.心电图

心电图以图形的形式来记录心肌发生电激动的情况,在临床上用于心脏疾病的诊断,对于运动员的作用是观察机能状况的重要指标。

训练有素的运动员,由于迷走神经的作用增强,使心脏出现适应性变化,在心电图上往往体现出某些特征,包括窦性心动过缓、房室传导阻滞等。

如果运动员的训练量和训练强度过大时,也会发生窦性心动过缓等。在心电图上就会呈现出多发性早搏、显著窦性心律不齐、长期性不完全性右束枝传导阻滞、S~T 段降低和 T 波倒置等假缺血性复极异常改变,不能不重视。如果运动员经常感觉到心脏有不适的感觉,就应调整训练计划,去医院进行进一步检查。

4. 血压

血压是体内循环的动脉血压的简称,具体是指血液在血管内流动时作用于血管壁的压力,包括收缩压和舒张压。大学生的收缩压通常低于 18.6kPa(140mmHg),舒张压低于 12kPa(90mmHg)。

在运动训练中,血压是反映运动员机能状态及疲劳程度的常用指标。通常,清晨时血压比较稳定,如果运动员身体健康,在清晨时血压比平常增高 20%,或经常在 18.66/9.33kPa 以上,且持续两天以上没有变化,就说明训练量较大,运动员非常疲劳。

大学生运动员处于人体生长发育的末期,容易受到神经、内分泌系统的影响,从而造成血压升高,这种情况被称为青春期高血压。对于患有青春期高血压的运动员来说,应避免进行激烈、剧烈的训练和比赛,待休息足够、症状缓解后再恢复运动。

5. 血糖

血糖是血液中含有的各种单糖的总称,包括葡萄糖、半乳糖、果糖和甘露糖等。在清晨空腹时,人体静脉血糖浓度范围通常在 3.89~6.11mol/L。在医学上,通常将空腹时血糖浓度低于 2.80mol/L 的情况称为低血糖。

对运动员的训练来讲,血糖正常,成绩提升,说明机体功能状况良好;血糖持续下降,运动成绩下滑,说明训练量太大,葡萄糖消耗过度,运动员出现疲劳。

6. 血红蛋白

在体内红细胞中具有携氧功能的含铁蛋白质被称为血红蛋白。血红蛋白也是测定身体机能状况的重要生理指标。大学生男生血红蛋白含量为 120~160g/L,女生为 105~150g/L。

对于大学生运动员来说,血红蛋白浓度正常,说明机体功能处于较好的状态;血红蛋白下降超过 10%,男生低于 120g/L,女生低于 105g/L,这种情况被称为运动性贫血。

出现运动性贫血后,运动成绩随之下降,身体机能状况持续下滑,此时就要调整训练量。一般规律是进行比赛后血红蛋白都会出现下降的情况,但经过一番休息调整后,基本都能恢复到正常水平。

7. 最大摄氧量

最大摄氧量是评价运动员在有氧极限运动负荷时心肺功能水平的重要指标之一,也是评判运动员机体工作能力的依据之一。最大摄氧量的决定因素包括民族、性别、年龄、遗传和训练情况等。大学生运动员的最大摄氧量能达到 2~3L/min,训练有素的能达到 5~6L/min。

最大摄氧量值的高低,主要取决于最大心输出量,即与心功能的强弱密切相关。新加入运动队参加训练的运动员,其经过一段时间后最大摄氧量值稳步提高,心肺功能明显提升,说明训练安排得当,机体功能状况良好。从不同项目来看,经过相同时间的训练后,耐力性项目运动员的最大摄氧量要高于其他项目的运动员。

二、比赛期间的医务监督

(一)赛前医务监督

1. 做好运动场地、体育器械检查工作

在赛前,布置好运动场地和体育器械,做好运动员的饮食、救护等方面的准备工作,以保障运动员的安全和比赛的顺利进行。

2. 医务人员协助教练员做好比赛日程安排

在赛程安排上,根据比赛的级别和运动员的性别来分组,确保参加多项比赛的运动员在不同项目之间有足够的休息时间。

在赛程计划安排上,要考虑到气候条件等因素。在夏天比赛时,午休时间建议控制在 $2.5\sim3h$,不要在中午比赛,尽可能将长距离项目安排在上午太阳还未升起时或下午太阳快要落山时。

3. 坚持赛前体检制度

赛前要安排所有运动员进行身体机能检查。重点检查心血管系统,包括脉搏、血压、心脏听诊、胸透等项目。

如果运动员出现感冒、发热、心动过速、心脏有病理性杂音、重度运动损伤或各种内脏疾病等情况,最好不要参加比赛。

女运动员要注意月经来潮,在经期最好不要剧烈活动。

4. 做好赛前的各种宣传教育工作

在赛前,大赛组委还要做好宣传教育工作,包括介绍赛事运动的相关知识,比赛的医务监督和保护,运动性病症的救护等。在冬季进行比赛时因为温度较低,尤其要做好准备活动,避免组织、关节、韧带过于僵硬,从而诱发运动性损伤和运动性疾病。

5. 做好准备活动

参加比赛前要结合比赛项目的特点进行准备活动。准备活动的规律是先做一般准备活动,再做专项准备活动,尤其要注意易受伤部位的活动。

6. 注意赛前营养

结合比赛项目的能量消耗特点,在赛前妥善安排饮食,选择自己经常吃的食物,增加蛋白质、糖、脂肪的吸收。

(二)赛中医务监督

1. 现场救护

建立临场医疗急救站,准备好药箱及其他必要的医疗设备,密切关注场上运动员的状态,做好随时抢救的准备。

2. 做好饮食饮水卫生工作

在高温条件下,比赛要注意水和矿物质的补充,防止中暑的情况出现,以及水和电解质代谢的紊乱。

3. 严格遵守各项竞赛规则

体育运动蕴含着体育道德风尚,运动员要体现出道德素养,发扬公平竞赛的精神,避免做出粗野、凶狠的动作。如果有运动员受伤倒地,要停止比赛,等待队医进行处理和治疗。

(三)赛后医务监督

1. 做好身体机能检查

针对运动项目的特点和需要,在赛后确定好某些生理、生化指标,包括脉搏、体重、尿蛋白、血压、心电图等,密切观察身体的疲劳情况和恢复情况。如果发现身体的机能有异常变化,应分析原因,找出解决方法,及时处理。

2. 注意休息,消除疲劳

剧烈运动后,通过整理活动、推拿按摩、温水浴、理疗、吸氧等恢复手段进行恢复。暗示、心理调整、放松练习等心理疗法和中药等方法也对疲劳的消除和体力的恢复具有很好的效果。

比赛过后,运动员要养成良好的生活习惯,充分休息,保证充足的睡眠。

3. 调配膳食,营养丰富

比赛时会消耗大量能量,所以比赛结束后的 2~3d 内要补充充足的营养物质,包括高蛋白、高热量以及富含维生素 B、维生素 C 等的食物,促进能量的代谢和机体功能的恢复。

4. 预防疾病

在进行激烈比赛后,运动员往往身心俱疲、抵抗力下降,这时很容易生病。因此,要特别注意预防感冒及其他疾病。

第四节 大学生运动员特殊医务监督

对于大学生运动员来说,还要进行特殊的医务监督,即自我监督。运动员自我监督是指在日常锻炼、训练或比赛过程中,以评价自我的健康状态为目的,运用简单的运动人体科学方法,观察并判断自己的身体功能状况的一种方法。

大学生运动员通过自我监督,能了解选择的运动内容是否合理,方法是否正确,运动负荷是否合适,身体健康状况和功能水平的具体变化。

在自我监督过程中,需要对相应的指标进行观察和记录,这些指标包括主观感觉的指标和客观观察的指标。这些指标,对了解运动时身体状态、预防运动伤病、指导训练和比赛具有重要意义。

一、主观感觉检查

(一)精神状态

精神状态是指大脑对外界环境中的各种刺激作出反应时所体现出的功能活动状态。精神正常的人能维持良好的人际关系,具有优秀的环境适应力。对于运动员来说,有一个良好的精神状态不仅有利于健康,提高运动成绩,还有利于保持良好的社会交往能力和团队协作能力,形成健康的社会关系。

作为运动员,应当掌握正确评价自身精神状态的基本能力,利用运动员自我监督表,及时、客观地记录并评价自己在平时生活、训练和比赛期间的精神状态。通常情况下,精神状态可以按照"良好""一般"和"不好"的标准进行评价。

良好的精神状态表现为精力充沛、心态稳定、情绪愉快;不良的精神状态表现为萎靡不振、烦躁易怒;一般的精神状态介于两者之间。

(二)运动心情

运动心情是指对运动所体现出的情绪态度,与运动者的精神状态有着密切的关系。根据运动员的心情,可将运动心情分为渴望训练、愿意训练、不愿训练和恐惧训练。

精神状态良好的人总是积极参加体育活动,精神饱满,精力充沛,愿意运动。如果健康状况较差或训练量过大时,会表现出情绪不佳、厌烦训练的情况,甚至对运动产生畏惧心理。如果对训练提不起兴趣,表现出冷淡或厌倦,或者对训练的环境和场景表现出厌烦的心情,可能是训练方法不当或疲劳过度,也可能是过度训练综合征的临床症状。

(三)睡眠状况

睡眠是人体正常的生理活动。通过睡眠来放松和调整,促进中枢神经系统和运动系统的恢复。

良好的睡眠状态应该是很快进入到梦乡,醒来后一身轻松。如果躺在床上一直睡不着,夜间醒来依然感到疲劳,说明睡眠质量较差。

在自我评价中,对于睡眠的评价有良好、一般、入睡迟、夜间易醒、失眠、多梦等。

(四)不良感觉

当身体机能正常,自我感觉良好,身体没有不适的感觉。如果在运动过程中和运动过程后感到异常疲劳,出现头晕、恶心甚至呕吐的情况,某些部位感到疼痛,说明可能有运动疾病。

因此,运动员要主动记录运动过程中出现的不良感觉,包括发热、酸胀、恶心、疼痛、反酸、呕吐、眩晕等,可写得具体一些。

(五)食欲

食欲是判断训练和比赛状态的主观指标。正常情况下,参加大运动量训练或比赛后会消耗大量能量,运动结束后往往表现为食欲好,想吃大量的食物。如果在运动后不想吃饭,食量减少,并在一段时间内没有恢复,表明胃肠消化和吸收机能下降,可能与运动负荷不合理,身体机能和健康状况不佳有关。

在食欲的监督评价中,可分为良好、一般和不好,并可将吃的食物与数量记录下来。

二、客观指标检查

(一)体重

训练中,体重会呈现一定的规律。刚开始训练时,因为能量和水的消耗,体重可下降 2～3kg;长时间练习后,由于肌肉纤维生理横断面加大,肌肉更加粗壮,体重会有所增加。

在对体重的监督上,可定期称体重,1～2 次/周。因为体重会随着饮食和运动出现周期性变化,通常清晨是最轻的,下午和夜晚偏重,所以建议在清晨或其他固定时间内称量。此外,还可在训练前后分别称量体重,作为观察运动训练对体重影响的参考指标。

(二)脉搏

测量脉搏时,除了注意频率,还要把握节律。测晨脉对了解身体变化具有重要意义。

在训练时期,如果晨脉比以往减少或没有明显变化,节律齐,说明运动员身体机能良好;如果比以往超过 12 次以上,表明身体机能不佳,可能与疲劳未得到消除、存在运动性疾病有关。如果晨脉有了明显的增加,且长期没有恢复,可能是训练过度的症状,应深入检查。如果存在脉搏不齐或有停跳现象,那么说明心脏机能可能出现异常征象,应去医院通过心电图进行进一步的检查。

(三)体温

体温即人体的温度。正常人的口腔温度区间为 $36.5～37.2℃$,腋下温度比口腔低 $0.3～0.6℃$。运动员的体温随着生理状态、年龄、性别、环境等而出现波动。

运动员在不训练的时候,体温与常人无异。在训练过程中,由于肌肉产生热能,机体加快代谢节奏,从而造成体温的升高。一般情况下,运动时体温较高,安静时略低,早晨最低,午后最高,但一天之内的体温变化不超过 $1℃$。

由于人体具有完善的体温调节功能,在一定范围内不论运动如何影响体内代谢或外界环境温度如何变化,体温仍然能够维持在相对稳定的状态。此外,体温可以在一定程度上体现出运动员的代谢能力,赛中或赛前的紧张情绪都有可能造成体温上升。

对于运动员来说,应注意监测基础体温,在睡醒后、运动前测量体温并记录下来。长期记录体温变化能够让运动员了解自己新陈代谢的情况,对运动成绩变化进行预测。另外,在赛前观察体温,还能有利于判断赛前是否出现紧张情况。

(四)排汗量

运动中,排汗量的多少与训练程度、运动量、空气温度、湿度、补水、服装以及神经系统状况有关。

在同等情况下,没有训练的人肯定比训练者出更多的汗。运动员随着训练的进行,其排汗量会逐渐减少。如果在相同的训练安排下,排汗量出现增多的情况,尤其是晚上睡觉时出冷汗,说明身体处于疲劳状态,也可能是内脏器官患病的前兆,应当注意。

在对排汗量进行评价时,具体标准有一般、较多、明显增多、夜间出冷汗等。

三、其他指标检查

运动员在平时训练和比赛中要把每一次的运动成绩记录下来,这有利于判断训练强度安排,使得运动训练计划安排更加合理,帮助运动员不断提高,取得更优秀的成绩。如果运动员的成绩在一段时间内不升反降,可能是身体机能下降的反应,也可能是过度训练的原因。

由此可见,运动成绩对于运动员的健康水平和训练状况是一个非常可观的监督指标。因此,运动员要实事求是地记录好每一次训练、参加对抗赛、热身赛和正式比赛的运动成绩,温故而知新,发现其周期性变化规律,为今后的训练计划安排和比赛预测打下基础。

第九章　大学生安全运动的科学指导

大学生是爱好体育运动的群体,要保证大学生运动的安全,必须给予一定的理论指导,使其具备科学运动的知识。本章对大学生安全运动进行理论指导,具体涉及大学生运动的基本原理、基本原则与方法,以及运动风险及管理等内容。

第一节　大学生运动的基本原理

一、生命的新陈代谢原理

新陈代谢是生命活动的最基本特征。新陈代谢一旦停止,生命也就结束了。新陈代谢是指生命物质与周围环境物质交换和自我更新的过程。这一过程十分复杂,它实际上是由两个相反的而又相互依存、相互统一的过程所组成,那就是同化作用和异化作用。同化作用是生物体把从体外摄取的营养物质转化成身体的组成部分的化学过程。这个过程需要消耗能量。而异化作用则是把细胞里的大分子分解成小分子,把有机物分解成无机物的过程,同时释放出能量,供给同化作用和其他生命活动的需要。这个过程,同化作用是合成,异化作用是分解,两者相互依存、相互诱导,不停地进行,从而不停地更新着有机体。从能量代谢的角度来看,同化意味着"收入",异化意味着"支出"。异化作用是同化作用的动力,同化作用是异化作用的源泉。当同化作用盛于异化作用时,有机体就得到增强,当异化作用盛于同化作用时,有机体就被削弱。

经科学研究和实践证实,参加体育锻炼可以增强体质,是由于身体活动能引起能量物质的消耗。活动越激烈,能量的消耗越大,从而出现代谢的不平衡,随之而来的便是引起同化作用的加强,加速恢复过程,使构成机体结构与功能最小最基本单位的细胞内部得到更多的物质补充,以合成新的物质,进而使人体获得更加旺盛的活力。人体通过锻炼,不断加强能量代谢,提高新陈代谢的水平,使身体发生一系列适应性变化,于是体质便得以增强。

二、运动的超量恢复原理

超量恢复是人体在运动后出现能量物质代谢适应的一种机能状态。生理学研究发现,人体在活动过程中,机体承受一定的负荷量,从而引起体内物质能量比较强烈的消耗,促使异化作用加强。运动后,身体处于恢复阶段,能量物质消耗后却能刺激和导致蛋白质的更新,以此来恢复机体的工作能力。这种恢复不是简单的抵偿能量的消耗,而是进行超量代偿,使机体的机能水平的恢复和工作能力的表现在一段时间内超过原有的水平。在经过一段时间锻炼后,应增加负荷量,使机体得到新的刺激,不断打破机体机能旧的平衡,获得超量恢复,从而在新的基础上建立起新的平衡,人的健康水平、工作能力或运动成绩就会得到提高。

三、肌肉运动原理

根据肌肉用力方式和效果的不同,可将肌肉运动分为:动力性运动形式和静力性运动形式。

(一)动力性运动

肌肉收缩产生的力使关节位置改变,肌肉长度有变化,这类运动称为动力性运动。可分为向心和离心运动。

(1)向心运动。肌肉收缩克服阻力,肌力大于阻力,使运动环节朝肌肉拉力方向运动叫向心运动。

(2)离心运动。肌肉在阻力作用下逐渐被拉长,阻力大于肌力,使运动环节朝肌肉拉力相反方向运动叫离心运动。

(二)静力性运动

肌肉持续收缩,长度不变,使关节在某种位置上固定,以维持一定姿势,称为静力性运动,也叫静力工作。它又可分为支持工作、加固工作和固定工作。

(1)支持工作。指位于关节某一侧的肌肉持续收缩,以平衡阻力矩,使关节保持一定姿势工作,如肋木悬垂举腿动作中腹肌、髂腰肌所做的工作。

(2)加固工作。指位于关节周围的肌肉同时持续收缩,以对抗关节由于外力牵拉作用而分离的工作,如肋木悬垂时肩、肘、腕关节周围肌肉所做的工作。

(3)固定工作。指关节运动轴两侧相互对抗的肌肉同时持续收缩,使关节保持固定的工作。

(三)肌肉工作的杠杆原理

人体在运动中的动作,都是以骨为杠杆,关节为支点,肌肉收缩为动力来完成的。从力学的角度说,肌肉工作是完全遵循杠杆原理的。

人体杠杆具有三个点:支点、力点和阻力点。

由支点至肌拉力作用线的垂直距离,称为拉力臂。

肌拉力与拉力臂的乘积为肌力矩;阻力与阻力臂的乘积为阻力矩。

肌力矩和阻力矩分别表示肌力和阻力对骨杠杆所产生转动作用的大小。

在肌肉工作中,肌力矩和阻力矩的关系大致有以下三种情况：

（1）肌力矩等于阻力矩——肌肉做静力工作。

（2）肌力矩大于阻力矩——肌肉做向心工作。

（3）肌力矩小于阻力矩——肌肉做离心工作。

四、人体的适应性原理

适应是一切生物的基本特征，也是生物生存的基本条件。任何生物，如果不能适应就不能生存。但环境（自然的、社会的）发生变化时，生物有机体能产生一种变异来适应它，这就是适应。生物通过遗传保持特征，通过变异获得发展和进化。有机体在不断适应的过程中，某些常用的器官会发达起来，某些不常用的器官则会逐渐退化。生物机体在形态、组织和机能方面的变化，能更好地适应环境的改变。这种"用进废退"的现象，正是生物进化的基本规律。

经常性的身体锻炼对增强体质的作用，正是遵循生物进化和发展规律的结果。即人体通过身体活动，使机体承受运动负荷并逐步达到适应，然后再增加负荷量，使之在高一级水平上再适应。在这一过程中，有机体将不断提高适应能力和改善各器官、系统的机能和性状，于是体质得到增强，运动成绩得到提高。可是，身体锻炼一旦停止，身体机能亦将逐渐退化到一般水平或更差的状态。因此，我们要养成终身锻炼身体的习惯。

第二节　大学生运动的基本原则与方法

一、体育科学锻炼的原则

体育锻炼原则是体育锻炼客观规律的反映，也是参与者安排锻炼计划、选择锻炼内容、运用锻炼方法所必须遵循的基本准则。

以下五项原则,是人们在体育锻炼实践中总结出来的经验,可为锻炼者达到理想效果提供科学指导。

（一）全面性原则

全面性原则是指通过体育锻炼使身体形态、机能、素质和心理品质等都得到全面和谐的发展,这也是体育锻炼的目的。要达到这一点,一方面应尽可能选择对身体有全面影响的运动项目,如跑步,游泳等;另一方面,也可以某一项为主,辅以其他锻炼项目。值得注意的是不要过分单一性锻炼。

（二）经常性原则

经常性原则是指应长期的、不间断地、持之以恒地进行体育锻炼。众所周知,生命在于运动,运动宜贵有恒。人的有机体,只有在经常的体育锻炼中方能得到增强。根据"用进废退"的法则,如果长期停止锻炼,各器官系统的机能就会慢慢减退,体质就会逐渐下降。因此,参加体育锻炼必须持之以恒,不能三天打鱼,两天晒网。

（三）渐进性原则

渐进性原则是指体育锻炼的要求、内容、方法和运动负荷等都要根据每个人的实际情况,由易到难,运动负荷由小到大,逐步提高。科学研究表明,人体各器官的机能,不是一下子可以提高的,它是一个逐步发展、逐步提高的过程,即锻炼效果是一个缓慢的由量变到质变的逐渐积累的复杂过程。如果违反循序渐进的原则,急于求成,不但不能有效地增强体质,而且还会损害健康。所以进行身体锻炼应有目的、有计划、有步骤地实施,在安排运动负荷时应注意由小到大逐步提高,其原则是提高一适应一再提高一再适应。

（四）个别性原则

个别性原则是指每个参加体育锻炼的人,应根据自己的实际情况,选定锻炼内容和方法,安排运动负荷。客观地讲,每个参加体育锻炼的人,情况都不尽相同,如年龄、性别、健康状况、锻炼基础、营养条件、生活及作息制度等。因此锻炼者应根据自身状况进行正确估计,从实际出发,使锻炼的负荷量适合自己的健康条件,以期达到良好的锻炼效果。

(五)自觉性原则

自觉性原则指进行身体锻炼,出自锻炼者内在的需要和自觉的行动。锻炼在于自觉,锻炼者应把锻炼的目的与动机和树立正确的人生观联系起来,这样才有助于形成或保持对身体锻炼的兴趣,调动和发挥更大的主动性和积极性,使体育锻炼建立在自觉的基础上,以获得更好的锻炼效果。

二、科学体育锻炼的方法

(一)体育锻炼的基本方法

1. 重复锻炼法

在体育锻炼的过程中,用多次重复同一练习,两次(组)练习间安排相对充分的休息,从而增加负荷的锻炼方法叫重复锻炼法。此方法的关键是一次练习后,间歇时间应当充分,这样可以有效提高锻炼者的无氧、有氧混合代谢能力,提高各种技术应用的熟练性与机体的耐久性。重复次数的多少不同,对身体的作用就不同,重复次数越多,身体对运动反应的负荷量就越大。如果重复次数不断持续增加,可能使身体承受的负荷超过极点,乃至破坏身体的正常状态而造成损害。

运用重复锻炼法的关键是掌握好负荷的有效价值(最有锻炼价值负荷量下的心率),并据此调节重复的次数。通常认为,普通大学生的负荷心率在130~170次/min 的范围内较为适宜。

2. 间歇锻炼法

在体育锻炼的过程中,对多次锻炼时的间歇时间做出严格规定,使机体处于不完全恢复状态下,反复进行锻炼的方法叫作间歇锻炼法。该方法的关键是对间歇时间严格控制,使机体处于不完全恢复状态,要求每次练习的负荷时间较长、负荷强度适中。此方法可使锻炼者的心脏功能明显增强,通过调节负荷强度,可使机体各机能产生与锻炼项目相匹配的适应性变化,提高有氧代谢供能能力,增强体质。

同重复锻炼方法一样,间歇的时间也要依据负荷的有效价值去调节。一般说来,当负荷反应(心率)指标低于有效价值标准时应缩短间歇时间,而高于有效价值标准时可延长间歇时间。实践中,一般心率在 130 次/min 左右时,就应再次开始锻炼。间歇时不要静止休息,而应边活动边休息,如慢速走步、放松手脚、伸伸腰或做深而慢的呼吸等。

3. 连续锻炼法

在锻炼的过程中,为了保持有价值的负荷量而不间断地连续进行运动的方法叫连续锻炼法。此方法要求负荷强度较低、负荷时间较长、无间断地连续进行运动。连续锻炼时间的长短,同样要根据负荷价值有效范围确定,通常认为在 140 次/min 左右的心率下连续锻炼 20～30min 可使机体的各个部位都长时间地获得充分的血液和氧的供应,因而能有效地发展有氧代谢能力,发展耐力素质。

4. 循环锻炼法

循环锻炼法是在练习前设立几个不同的练习点(或称作业站),练习者按照既定顺序和路线,依次完成每个练习点的练习任务。即一个点上的练习一经完成,练习者就迅速转移到下一个点,下一个练习者依次跟上。练习者完成了各个点上的练习,就算完成了一次循环。这种练习方法就叫循环锻炼法。其结构因素有：每点的练习内容、每点的运动负荷、练习点的安排顺序、练习点之间的间歇、每遍循环之间的间歇、练习的点数与循环练习的组数。

循环锻炼法对技术的要求不高，且各项目都采用比较轻度的负荷练习，因此练起来简单有趣，可有效地提高不同层次和水平的练习者的运动情绪和积极性；可以合理地增大锻炼过程的密度；可以随时根据情况加以调整，做到区别对待；可以防止身体局部负担过重，延缓疲劳的产生，交替刺激不同的体位，有利于综合锻炼，从而达到身体全面发展的效果。

5. 变换锻炼法

通过不断变换运动负荷、练习内容、练习形式以及条件，以提高锻炼者的积极性、适应性及应变能力的方法称作变换锻炼法。此方法可以有效地调节生理负荷，提高兴奋性，强化锻炼意识，克服疲劳和厌倦情绪，以达到提高锻炼效果的目的。

6. 负重锻炼法

负重锻炼法是使用杠铃、哑铃、沙袋等重物进行身体运动来锻炼身体、增强体质的方法。负重的方法既适用于锻炼身体，又适用于各项运动员进行身体训练，还适用于身体疾患者的康复。一般来说，为增强体质而进行负重锻炼，应该采用最大摄氧量和最大心输出量以下的负荷。因为过大的负荷可能给心血管和呼吸系统带来不良的影响，为了保证这种锻炼方法对身体的良好作用，在运动负荷价值阈范围内（心率在 120～140 次/min）可以多次重复或连续锻炼。

(二)简便易行的锻炼方法

1. 步行锻炼法

步行是体育锻炼中最简便易行的锻炼方法，步行锻炼主要由步行的距离、速度决定其运动强度,锻炼者应根据本人的实际情况进行选择。常言道:"百练不如一走","饭后百步走,活到九十九",这足以说明步行是古今长寿的妙法之一。

2. 跑步锻炼法

跑步是一种有关肌肉群反复活动的全身有氧运动,利用跑步可以消耗体内过剩的热量,有助于减少体内的脂肪和控制体重。

3. 游泳锻炼法

游泳的锻炼价值与跑步非常相似。由于人在水中受到水的阻力和浮力及水温的影响,其游进同样的距离,所需的能量是跑步的 4 倍之多,但心率却处于较低水平,因此是一种更安全的健身方法。

4. 跳绳锻炼法

跳绳能提高心血管系统和呼吸系统的功能,提高肌肉长时间工作的能力,同时能使人的速度、灵敏、协调性等体能得到加强,跳绳锻炼是最好的减肥方法之一。

5. 有氧操锻炼法

有氧操是一种充满活力的锻炼方法,在提高心血管系统和呼吸系统的功能方面有明显作用。通过跳操,可以使体重得到有效控制,健美身材,愉悦身心。

6. 利用自然力锻炼的方法

自然力锻炼身体的目的在于提高人体对外界各种不良气象因素的抵抗力。自然力锻炼的方法包括空气浴、日光浴、冷水浴,通常这三种方法结合在一起使用。

第三节　大学生运动风险及管理

一、体育活动风险

(一)风险的概念

到现在为止,风险理论已经发展 300 多年了。在 20 世纪初,西方学者在金融领域率先运用了风险理论,如今在很多领域都开始广泛应用风险理论。风险理论认为,风险到处存在,只是出现的概率与形式不同。人们只有深入研究风险的性质,才能对症下药,采取有效措施使风险可能带来的损失减小。目前还没有统一的关于风险概念的界定,下面是比较权威的几种界定。

风险在《现代汉语词典》被定义为"可能发生的危险。"

弗雷德里克认为风险是"将来损失的不确定。"

罗伯特认为风险是"关于损失的不确定。"

耶特斯和斯通认为风险是损失的基础;是损失的重要性;是损失的不确性。

威廉姆斯认为风险是"特定情景中预期结果的变化。"

从经济学、保险学和风险管理学等不同角度来界定风险的概念,综合起来主要观点如下。

(1)潜在的损失。

(2)损失的不确定性。

(3)实际与预期结果的偏差。

(4)损失机会和损失可能性。

(5)风险是实际结果偏离预期结果的概率。

(6)潜在损失的变动。

(7)风险是具有负面结果、不愿意使其发生的事情。

从不同的角度界定风险,会有不同的说法,因此无法将某一角度的风险的定义作为统一的定义,这是不科学的。

(二)体育活动风险的概念

根据风险的概念,可以这样界定体育活动风险的概念,即在体育活动中,因为一些不确定因素造成的消极影响,使体育活动的实际效果与预期效果发生偏差或不利事件,从而有受到损失的可能性。这里的损失没有严格的标准,可以是对学生身心的不良影响,也可以是体育活动效果的降低。

体育活动风险的概念主要包含的意思有以下几个层面:

1. 教师的变化

在体育活动中,体育教师在教学能力与教学作风方面的变化,都可能是造成学生在体育活动中受伤的原因。体育教师在这两方面的变化具体体现在以下几个方面:

(1)教师没有按照体育教学常规与大纲要求展开教学活动。

(2)在体育教学过程中忽视了对学生的安全教育。

(3)教师没有履行岗位职责或擅离职守。

(4)教师预见了可能存在的危险但是没有提前采取预防措施。

(5)教师对学生进行体罚。

(6)体育教师没有注意到有特异体质的学生或有特定疾病的学生,因此未能阻止这类学生参加体育运动。

(7)学生做有危险的行为,教师发现后没有及时劝阻或制止,任由学生继续可能带来损伤的危险行为。

2. 学生自身的变化

学生自身的变化也是其在体育活动过程中出现伤害事故的主要原因,学生的体育活动伤害事故主要有扭伤、碰伤、摔伤、擦伤甚至猝死等。学生自身的变化表现在很多方面,如身体方面的变化,观念方面的变化,心理方面的变化,个人习惯方面的变化等。

3.体育场地、设施等变化

体育场地设施以及气候等方面的变化都可能引起学生的伤害事故,这些方面的变化主要体现在以下几点:

(1)学校仍在使用年久失修或报废的体育设施。

(2)体育场馆及设备的安全制度不合理,管理混乱。

(3)体育教学设备或设施存在不安全因素,与国家规定的卫生和安全标准不符。

(4)在使用体育场地设施的过程中出现损坏但没有及时对其进行维修而继续使用。

(5)没有定期检查学校的体育体育场地设施。

(6)体育场地设施的管理人员素质水平较低。

(7)没有采用合理的措施对体育设施进行保护,安全隐患明显。

(8)对危险器材没有提出安全操作说明。

(9)在夏季,由高温、热浪、暴风雨、雷电等灾害引发的中暑、昏厥等安全问题经常发生。

二、体育活动风险管理

(一)体育活动风险管理的概念

体育活动风险管理指的是有意识的计划、组织、监督和控制等管理活动,通过特定的程序和方法,减小风险损失到最小程度①。

---

① 刘红.高校体育风险管理研究[M].北京:北京体育大学出版社,2012.

(二)体育活动风险管理的程序

体育活动风险管理的程序一般包括三个步骤,即风险识别、风险评估和风险应对(见图 9-1)。

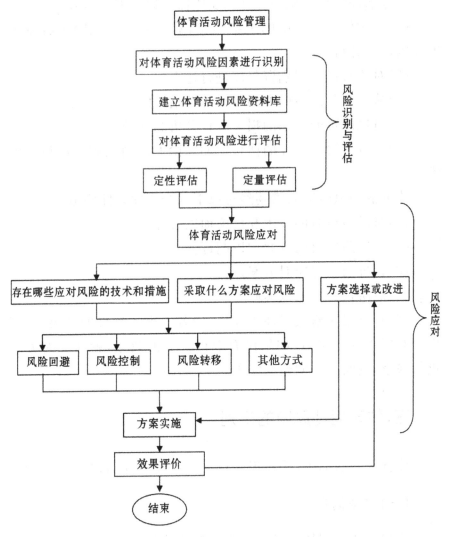

图 9-1　体育活动风险管理程序

体育活动风险管理的三个步骤是相辅相成的。风险识别能够提前对风险事故进行预测,从而能够对体育活动的管理者与参与者加以提醒,使其对一些有效的措施能够提前采用;风险评估是从定量和定性的角度详细地分析与计算体育活动;风险应对是体育活动的管理者与参与者面临风险时的方法与策略选择。这三个步骤的有效实施才能顺利实现风险管理的目标与任务。

体育活动风险识别与评估的实施需要以下五个步骤:

(1)识别体育活动中的风险因素,对可能造成风险事故发生的原因进行分析。

(2)对体育风险识别资料库进行建立。

(3)从定量与定性两方面分析与评估风险。

(4)对风险可能带来的损失进行分析和评价。

(5)评价现阶段存在的体育活动风险并将急需解决的风险因素找出。

体育活动风险应对需要经过以下五个步骤才能完成。

(1)对风险应对的技术和措施加以选择。

(2)对风险应对的方案加以制订。

(3)评价与选择应对方案。

(4)对所选方案加以实施。

(5)对方案实施效果加以评价,倘若取得了良好的效果,就可以暂时停止方案实施,如果没有取得良好的效果,就需要对方案进行检查,进而进行调整与完善。

三、体育活动风险的识别

体育教学活动中,风险识别按三个步骤进行,如图 9-2 所示。

(一)收集信息

要想有效识别体育活动风险,就需要占有大量信息,深入了解体育活动与环境。风险识别不仅要对历史的经验与教训进行参考与借鉴,还需要对外部力量加以借助,对外界的历史与文献资料及风险信息进行利用,如此才能增加风险识别的效率。例如,学生的体育活动伤害事故被传播到网络上,以不同的形式得以保存,因此要通过对各种有效方法的采用来全面收集信息。再者要通过自身的力量、内部相关信息及重要数据对风险进行识别。

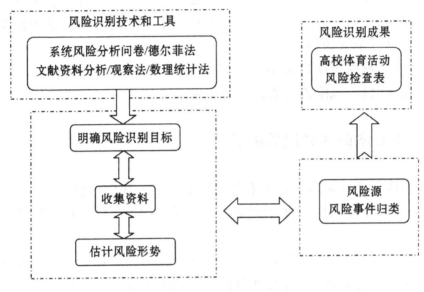

图 9-2　风险识别步骤

(二)体育活动的风险形势估计

通过估计风险形势,能够以风险管理的角度对学生体育活动的目标重新进行评估,对体育活动中外部环境与内部条件的不确定性进行识别,对之前隐含的各种假设前提和没有发觉的风险进行揭露。在体育活动的风险识别过程中,一定要对体育活动的特点进行全面考虑,对各种不同的风险识别工具和技术充分加以利用,以此有效评估收集到的信息。

(三)确定风险事件并归类

(1)描述风险来源。风险识别需要对完整且详细的风险来源表进行建立。能够预估到的所有风险事件,无论发生的概率大小,频率多少,损失轻重,都应该列在风险来源表中。风险来源表中应包括对风险事件的详细说明,主要包括风险发生时间、频率及后果的估计等。

(2)分类描述风险。在对风险来源表进行建立后,要对风险的类别进行划分。

(3)描述风险症状。风险事件发生之前的一些外在表现就是风险症状,对这些外部症状的列举有助于采取有效的措施来预防风险事件带来的损失。

(4)形成风险检查表。对风险来源,风险类别及风险症状进行描述之后,风险检查表自然就形成了。

四、体育活动风险的评估

体育活动风险评估主要包括以下几个方面的内容:

(1)分析风险发生的可能性。风险发生的大小通常用概率表示。

(2)分析风险的影响和损失。对风险的严重程度和可能带来的损失进行分析,尽管有些风险发生的可能性较小,但其发生后影响十分恶劣。

(3)分析风险可控性。研究风险的原因是为了预测风险发生的可能性并采取有效的对策而服务的。一些风险不可控,如自然灾害;一些风险可以控制,如体育活动前仔细检查体育器材。

风险识别是风险评估的基础,在体育活动这个系统的运转过程中,会不断出现新的风险因素,而且原来的风险因素也可能会发生变化。所以,风险识别必须跟踪体育活动这个系统,以便对系统在运行过程中的风险和风险因素的变化情况进行及时了解。只有对体育活动中的各种风险和风险因素进行全面分析,才能确保风险评估的准确性。

五、体育活动风险的应对

风险能够得到控制,事故可以事先预防,这从风险管理理论和实践中都能够得到说明。控制风险,使损失减少到最小是了解、识别和评估风险的主要目的。风险应对是在完成风险识别与评估工作后,对各种可能的处理风险的管理技术与方法进行寻找并加以确定,从中对最适当的风险管理方法加以选择然后在实践中加以采用。风险应对过程中所采用的技术与方法是技术性措施,主要是为了在风险损失前进行防范,使风险损失降到最低。

体育活动风险应对指的是在进行风险识别与评估的基础上,针对学生体育活动所存在的风险因素,及时采取有效控制措施,旨在将造成学生伤害事故的潜在风险因素消除或使造成学生伤害事故风险因素的危险性降低。[①] 在发生事故之前,使发生事故的概率降低;在发生事故之后,最大程度地减小损失,从而使风险单位预期损失降低的目的得以实现。风险事故由风险因素引发,损失又是由事故带来的,因此控制风险的关键就是将风险因素消除。因此,使伤害事故对学生造成损失的概率减少或使损失程度得以降低是体育活动风险应对的本质。

体育活动风险应对有两个主要途径,第一,通过对不同风险控制技术的运用,争取在发生损失前将潜在隐患消除,对风险损失可能带来的危害进行预防;第二,通过对不同风险控制手段加以运用,争取在发生损失后采取补救措施,最大程度地减小已有损失。

风险回避、风险控制及风险转移是体育活动风险应对的三个主要方法。

(一)风险回避

风险回避指的是认识到风险事故已经存在或有可能发生后,将某项可能带来风险损失的活动主动放弃或拒绝实施,从而使与该活动相关联的风险的发生得到避免,可能产生的风险损失得以免除的控制风险方式。在控制风险的技术中,最彻底的一项技术

---

① 刘红．高校体育风险管理研究[M]．北京:北京体育大学出版社,2012.

就是风险回避。它在发生风险事故之前就完全消除风险因素,也就是将某一风险可能造成的所有损失完全消除。回避风险后,就没有学生发生伤害事故并带来相应损失的可能性了。相对于风险回避技术而言,其他风险应对的方法只能使发生损失的概率降低或减少损失的程度,而不能从根本上消除。

在体育活动中,学生风险回避的方法有以下两种:

1. 从根本上免除可能发生的危险

从根本上免除学生可能发生的危险就是将体育活动中对学生身体活动的实施放弃或终止,从根本上消除特定的风险。如果学生有特异体质或特定疾病,其做一些身体活动就会有危险,因此这类学生要根据自身情况做运动,避免伤害事故发生。

2. 改变某项活动的性质

在体育活动中,学生风险回避的另一种基本方法是对某项活动的性质进行改变。即已经意识到会承受一定的风险后,对体育活动的环境、条件等进行改变,对一些已经存在的风险可以中途放弃,以此来使学生在以后的体育活动中所承担的体育活动风险得到避免。倘若在体育活动过程中出现表情或行为异常,就要对学生的身体活动进行制止,以免使学生在体育活动中受伤甚至猝死。如果在室外进行体育活动时,遇到恶劣的天气,就要转移场所,也可以停止运动。

以上两种方法都能够有效地回避体育活动中的风险,可以使风险可能带来的损失得到消除。

(二)风险控制

风险控制指的是在发生损失之前将产生损失的根源全面消除,并使损伤事故发生的概率降低,在发生损失后使损失的严重程度减轻。对风险的特性进行积极的改善,使损失的发生得到预防,使损失的严重程度降低是采用风险控制方法的目的。程序法、人们行为法及工程物理法是风险控制的三个基本方法,下面分别对其进行分析。

1. 程序法

程序法指的是通过一定的程序来使管理得到加强,对风险因素从根本上进行处理,如此才有利于长期稳定地实现风险管理目标。程序法的运用能够及时处理风险因素,能够对随时可能出现的风险因素及时发现,使损失发生的可能性降低,损失的幅度减少。程序法的功效主要是通过制度化、规范化的程序作业方式来实现的。

另外,在发生伤害风险时或之后要使损失幅度缩小,及时救护、对受伤学生进行医治、对体育器材设施进行修理或更换是减轻损失的主要措施,如在学生发生损伤后及时对伤口进行处理;更换坏损器材。

在体育活动中,预防损失与减轻损失是难以完全分开的。实际上,预防措施的运用就是为了使损失减轻。所以,预防损失和减轻损失可以同时存在。在体育活动中,造成学生伤害事故的直接原因有人为风险因素与物质因素两方面,但这两方面的原因未必是引起事故的根本原因。一般而言,管理方针、管理方法、监督检查制度等管理工作与根本原因密切相关。所以,对风险因素的根本处理要从管理入手,加强管理有利于长期稳定地实现风险管理目标。

2. 人们行为法

人们行为法指的是预防损失的措施侧重于人的因素。人们行为法对人的因素着重进行了强调,认为人的错误是导致风险因素存在、风险事故发生和风险损失出现的关键。实际上,作为活动的主体,人的不安全行为随时都可能出现,因为人的行为失误而导致伤害事故发生的情况也时常出现,所以,对人的不安全因素进行消除是风险控制的重点。对人为风险因素的消除主要是通过安全教育和培训来实现的,以此促进风险控制目的的达成。

3. 工程物理法

工程物理法指的是预防损失的措施侧重于风险的物理因素。它能够达成控制损失的目的主要是通过处理物质性风险因素实现的。运用工程物理法预防损失可采取如下几项措施:

(1)对风险因素的基本性质做出改变。

(2)对风险因素的产生进行预防。

(3)促进已存在的风险因素的减少。

(4)对已存在的危险因素的能量释放进行阻止。

(5)风险因素的空间分布改善,对能量释放的速度加以限制。

(6)在时空上隔离风险因素与可能受到损害的人、物。

(7)通过对物质障碍的借助隔离风险因素与人、物。

(8)促进风险单位防护能力的加强。

处理风险因素的每项措施都联系着有形的工程技术设施,这是工程物理法的特点。工程物理法是一个比较直观的控制技术,能够取得较为明显的风险应对效果。

以上三种方法是从不同的角度来对风险因素进行处理的,他们之间是相辅相成的关系。所以,在体育教学风险管理过程中,应根据实际情况,对这三种方法进行优化组合,对其灵活地加以运用,以促进最佳风险处理效果的取得。

(三)风险转移

把自身面临的风险转移给其他主体,使其承担风险就是所谓的风险转移。然而需要注意的是,风险转移与损失转嫁不同,购买保险是最普遍的转移风险的方式。现阶段,对于学生而言比较适合的险种有人身意外伤害保险和校方责任险两个险种。保险购买这一风险转移的手段十分有效。通过购买保险,投保人将自己本应承担的归咎责任(因他人过失而承担的责任)和赔偿责任(因本人过失或不可抗力所造成的损失的赔偿责任)转嫁给保险公司,从而使自己避免受到风险损失。[①] 风险转移并不是为了结束与风险的关系而采用回避抛弃的方法,而是将存在的风险向其他地方转移。在转移风险的过程中,风险承受主体更换,但没有以此而消除风险本身。风险类型与风险应对方法并不存在一一对应的关系,同一风险可以有几种应对方法,应对策略是风险应对方法的主要区别。

---

① 刘红. 高校体育风险管理研究[M]. 北京:北京体育大学出版社,2012.

第十章 大学生安全运动的具体操作

大学生进行体育运动涉及的因素有很多,包括运动内容、运动环境、运动负荷等。只有科学选择运动内容和环境、合理安排运动负荷,并做好准备与整理活动,才能保证运动的安全性。本章对这些内容进行研究,以为大学生安全运动提供实用指导。

第一节 大学生运动的内容选择

一、体育锻炼的内容

体育锻炼的内容有很多,形式也多种多样,锻炼者可根据自己的年龄、性别、兴趣、爱好、身体健康状况和锻炼水平等自由选择。以锻炼的内容和目的关系为依据进行分类,可以将运动锻炼的内容分为以下几种。

(一)健身运动类

健身运动是指为保证身体正常发育、身体各部分协调发展,增进健康、增强体质而进行的体育锻炼。通过锻炼发展人体各器官系统的机能,发展人体身体素质以及提高身体的基本活动能力,而达到丰富业余生活,提高工作效率的目的。

通常情况下,健身运动多以有氧代谢为主,对运动量的控制要求较高。锻炼者的年龄、性别和健康状况不同,所采用的内容与方法也不一样。健美运动的项目主要有散步、慢跑、骑自行车、游泳、体操、舞蹈、武术等。

(二)健美运动类

健美运动是人们为了追求人体的健美而进行的体育锻炼。健美运动不仅可以增进健康,使内脏器官系统的机能得以发展提高,还可以改善人体形态和气质,培养人的审美能力和人体的表现力。健美运动项目主要有艺术体操、健美操、健身操、体操中基本体操的一些身体练习等,通过这些项目的练习能很好地塑造自己的形体。

(三)娱乐体育类

娱乐体育是为了调节精神、丰富生活、增进健康、度过余暇时间而开展的具有鲜明娱乐性质的体育活动,通过娱乐体育类活动的锻炼,可以使人心情愉悦,陶冶情操。娱乐体育类的运动项目主要有高尔夫球、活动性游戏、康乐球、台球、保龄球、网球、门球、踢毽子、跳橡皮筋、爬山、旅游等。

(四)竞技体育类

竞技体育的目标是全面发展身体,提高运动技术水平。竞技体育类项目的竞赛性强,强度和难度较大。在锻炼中要有较多的技艺才能创造优异的成绩。竞技体育类的项目主要有田径、球类、体操、游泳、举重、滑雪、摔跤等,其中大部分已列入学校体育教学计划内容中。

(五)医疗、矫正和康复体育

医疗、矫正和康复体育锻炼的对象是有某些疾病或体弱、有损伤或功能有障碍的人,目的是治疗、恢复、健身功能。常选用的项目主要有散步、慢跑、太极拳、气功、按摩、各种健身操、矫正操、韵律操等。医疗、校正和康复体育包含的运动内容较多,在进行内容选择时,应从健身者的不同年龄、性别、健康等实际状况出发,确定切实可行的锻炼内容。需要注意的是,这一类体育锻炼要在医生的指导下进行。

(六)探险运动

探险运动是为了锻炼胆量,满足冒险心理和创造奇迹而进行的一项体育运动,具有一定的危险性。参加探险运动一定要遵从从实际出发的原则,避免单纯为了探险而脱离自身能力盲目行动。探险运动的项目也比较多,其中主要有爬山、攀崖、高空走钢丝、越洋、穿越沙漠、徒步或骑马、环球旅游等。进行这项锻炼时,一定要做好充分的物质和心理准备,注意安全,量力而行,不能超过自身能力去探险,以免发生意外状况。

不论是有氧运动还是力量锻炼,不同的项目获得的效益并不完全一样,最好能选择多个不同类适宜项目进行锻炼。这既有助于各部位都得到锻炼,又减少单一运动方式的枯燥,从而提高兴趣。单一运动方式有如家务劳动易偏重于身体某个特定部位,从而易使局部肌肉劳损,而其他部位又未得到锻炼。但所选的项目也不要过多,如果一下练这,一下练那,那么所需练习的部位未能得到有效的重复刺激,这样往往也不能奏效。当然,如能精心安排,让锻炼项目都以大同小异方式使用主要肌肉群,则也能得到有效刺激,产生良好效果。但这样安排显然会非常麻烦,且增加运动器具和服装的支出,对一般人来说并不可取。通常,人们可以选择2~3项适宜的有氧运动项目。假如确实不想进行多个项目锻炼,那么,选择的单一方式务必是尽可能接近全身的综合运动方式。完整的健身保健计划往往以提高心肺耐力为主,也需提高肌肉的力量耐力和柔韧性。

科学健身应合理地选择运动项目,科学安排负荷,准备去锻炼时,还需要看一下当时外面的环境是否适合运动,该穿什么样的服装和鞋去运动。虽然这些是细节,但恰当地选择良好的运动环境以及配置合适的运动装备,对于减少意外伤害、提高运动效果则是必要的。

二、选择适合的体育锻炼项目的方法

(一)选择锻炼项目要因人、因地制宜

个体进行运动应以全面发展身体素质为目的,进行多项性和交叉性的体育锻炼,防止引起身体各部发育的不匀称。

(二)根据自己的兴趣和爱好选择锻炼项目

因为每个人所喜爱的体育锻炼项目是不同的,有些人对武术感兴趣,可多选择武术进行锻炼;有些人对健身跑感兴趣,可多选择不同方式的跑步练习;有些人喜爱体操,可多选择体操和健美操练习等。

(三)根据身心发展特点选择体育项目

以青少年为例,青春发育初期,体育锻炼宜选择以灵敏性、协调性和柔韧性为主的活动项目,如原地跑、原地跳、健美操、广播操、乒乓球、武术、跳绳、跳皮筋、踢毽子、压腿、踢腿、劈叉、"下桥"等练习,青春发育中期,体育锻炼宜选择以速度为主并兼顾青春初期的活动项目。如短距离快跑、变速跑、反复跑、健身跑、跑楼梯、爬绳、爬竿、羽毛球等。青春发育后期,各器官发育日趋成熟并接近成年人,体育锻炼可增加速度耐力、一般耐力和力量性练习的项目,如中长跑、登山、游泳、骑自行车、拔河、足球、排球、篮球、哑铃、杠铃、引体向上、俯卧撑、仰卧起坐、旅游、滑冰、划船等。

(四)根据自身的体质状况选择适宜的体育锻炼项目

生长发育正常,身体健康、体质状况良好,有一定锻炼基础的人,可以选择运动量较大的一些项目锻炼。如长跑、短跑、踢足

球、骑自行车、打篮球等。体质较弱或健康状况有缺陷的人,则应循序渐进地进行医疗性质的体育活动,选择一些运动量较小的锻炼项目。如散步、快步走、慢跑、太极拳、太极剑、医疗保健体操、气功等,以达到增强体质和治疗某些慢性疾病的目的。

(五)根据学习、工作和生活状况选择适宜的锻炼项目

学生由于学习内容多,学业负担较重,经常处于坐位学习,脑力劳动较紧张,因此在学习一定时间后,应参加适宜的体育活动来进行积极性休息。如做课间广播操、眼保健操和积极参加下午的课外活动等,使原来兴奋的那些大脑细胞得到完全、充分的休息,这样有助于提高工作、学习的效率和保持健康。而有的人所从事的职业是较长时间处于坐位或站立位的工作,如教师、警察、医生、售货员、理发员、打字员和电脑操作员等,会造成下肢血流不畅。使大量血液滞积在下肢静脉血管中,可能成为"静脉血管曲张"的诱因,应选择一些下肢运动的锻炼项目,如跑、跳、广播操、工间操、高抬腿跑、小步跑、快步走以及站立或坐位时肌肉静力性收缩等练习,增强下肢肌肉收缩力量,促进下肢静脉血回流,对防止静脉曲张有一定作用。

三、选择适合自己的体育项目

(1)选择自己适合的体育锻炼项目是重要的。一般来说,体育锻炼的项目,人们熟悉的有跑步、太极拳、气功、爬山、游泳(包括冬泳)、步行、网球、乒乓球、篮球等。

(2)选择的原则,当然是根据自己的身体状况、场地等条件来确定。年轻点的朋友可选较大运动量的项目,年龄大一点的则可选轻松一点、运动量小一点的项目,还要看是否有不适宜参与激烈运动的慢性病,如心血管病,要慎重安排。另外,应多选择公园、绿化地,而少选择马路散步一类的项目,在污染尚未改变的情况下,在马路上跑步可能适得其反。

(3)选择项目还应该把视野放大一些,可以作多项选择,如爬楼健身法。在高层日益增多的今天,住宅和办公楼群都有高层,有些人将爬楼作为负担,其实登楼是健身的好途径。据专家测定,一个人每爬高 1m 所消耗的热量,相当于散步走 26m。骑车健身法,不少人选择助动车实际上是放弃一种体育锻炼项目。室内健身运动、原地跑、跳绳、跳舞(这是近年兴起的)、倒立健身法、倒走、爬行健身、甩手操、健身球、冷水浴等,每一种健身方法还有许多具体的规定,可根据自身的特点作选择,这些项目不少还有医疗的作用。

第二节　大学生运动的环境选择

一、选择适宜的气候环境

(一)气候对人体的影响

气候的组成因素包括温度、湿度、气压、气流等。适宜的气候,通常使人感觉舒适、精神爽快,而不良的气候则给机体带来伤害。如高温高湿环境使人头晕、闷热难受、烦躁不安、疲乏无力等;潮湿阴雨天气使人情绪低落;而寒潮大风天气则使心脑血管疾病发作机会增加。

机体在高温尤其是伴有高湿还有阳光照射环境中进行球类运动时,机体实际感受的温度会比气温高得多;加上运动时产生的热量会增加。散热障碍,则极易引起高热、脱水甚至抽筋等中暑现象。在大雾天气中进行球类运动,由于气压低,供氧减少,则会使机体耐力下降,加上能见度低,在路上运动也极易引发撞伤等。在过冷尤其是伴有大风的环境中进行球类运动,由于身体热量过度散发可使体温下降,从而使机体受伤机会增加,甚至晕倒。

通常安静状态下人的适宜温度为 21℃～23℃,湿度为 40%～60%;进行运动时由于代谢增强,此时适宜温度约 15～20℃,湿度则为 20%～30%。考虑到一年四季中每天气温有波动,人们每天进行运动时,最好选择较凉爽或温暖的(7～27℃)时段进行锻炼。如夏天一般可在早晨 6～7 点或下午 5～6 点进行;而冬天则可选择上午 10 点至下午 3 点之间进行。总之进行运动应该尽可能避免过热(高于 32℃)尤其又伴有高湿时,或过冷(低于 5℃)尤其又伴有大风时,特别是体质较虚弱或健康状况不佳的人。另外,太瘦的人也不宜在过冷的环境中进行运动,以防冻伤。

在高温或伴有高湿环境中锻炼,会出现运动中暑,其症状包括头晕、大汗、胸闷、乏力、口渴;头痛、耳鸣、眼花、恶心、呕吐;脸色发白、皮肤湿冷、脉搏增快;高热、抽筋等。一旦有上述症状,应立即停止运动,到阴凉通风处休息,并服用含盐(0.3%左右)的清凉饮料,必要时要及时送到医院。

(二)不同气候环境下的运动

气候环境不同,锻炼时应注意的问题也不相同。以下是在热环境和冷环境两种不同环境下进行运动应注意的问题。

1. 热环境中运动的注意事项

(1)在运动之前单纯暴露于该热环境一段时间,身体应无任何不适。

(2)注意运动的负荷,锻炼强度不宜过大,一般自己感觉稍费力即可。

(3)每次锻炼时间不宜过长,以免产生过度疲劳。一般一次 15～20min。

(4)锻炼前后注意补充清凉饮料。

(5)选择运动服装应适宜,锻炼结束后应及时抹干汗水并换上干衣服。

2. 冷环境中运动的注意事项

(1)在运动之前,单纯暴露于该冷环境一段时间,身体无不适。

(2)锻炼前一定要充分做好热身运动。

(3)锻炼时尽量用鼻呼吸,减少冷空气对咽喉的刺激。

(4)选择运动服装应适宜,锻炼结束后应及时抹干汗水并换上干衣服。

(三)不同季节环境下的运动

1. 春季运动的注意事项

在春季运动时,主要以加强人体内的新陈代谢为主,逐渐提高各器官的机能水平。选择运动项目时要以有氧代谢形式供能为主,运动强度应该逐渐增加。在春季运动时,应做好充分的准备活动,充分伸展僵硬的韧带,以减少运动损伤,同时,还要注意增减衣服,预防感冒。

此外,春季较容易犯困。人之所以犯春困,主要是因为冬天天气比较寒冷,人的新陈代谢比较慢,需要的氧气也很少。而春天天气突然转暖之后,人的新陈代谢随即变快,需氧量大增,供氧量就显得相对不足,因而导致人的身体感到困乏和不适。要想摆脱春困的烦扰,提高运动科学健身的效率可以从以下几方面入手:

(1)注意日常的生活起居。犯困的根本原因就是睡眠不足,所以作息时间一定要有规律,早睡早起,以保证充足的睡眠。

(2)适当调整饮食。在睡觉前千万不要喝浓茶或者咖啡,因为这样会导致大脑兴奋从而影响睡眠;相反,在早餐后喝上一杯浓浓的咖啡,午休后喝上一杯浓茶,都有助于工作期间保持兴奋。

(3)勤于锻炼。勤锻炼首先可以增强人的体质,让人更容易适应天气的变化,保持旺盛的精力。可以说,解春困的根本就在于勤锻炼,但同时要注意根据自己的身体特点来选择锻炼方式,而不要一味追求锻炼的量,否则会让人感到更加困乏。

2. 夏季运动的注意事项

在夏季炎热的天气条件下,会大量出汗,很容易造成人们懒于进行运动健身的情况。但实际上,只要注意劳逸结合,仍能取得较好的效果。

现代医学认为,科学合理的运动能改善人体各个系统的功能,从而起到祛病延年、健康长寿的作用。夏季高温闷热,人体消耗能量特别大,各器官的衰老比其他季节更为明显。如果能够在夏季坚持长期运动健身,其抗衰健体效果将更加显著。具体说来,夏季健身对人体的作用主要包括以下几个方面:一是促进消化系统功能;二是促进呼吸系统功能;三是增强心血管系统功能;四是改善代谢和内分泌系统功能等。

在夏季运动,要想提高训练的效果,需要注意以下几方面:

(1)选择吸汗服装。夏天运动一定要穿吸汗功能好的棉质衣服。运动服不能过紧,如果汗液排不出去,会对心脏造成很大的压力。并且不可以用自己的身体来烤干衣服,运动后马上脱下湿衣服。

(2)避免高温"作业"。在夏季运动一般应在天气较凉爽的时段进行,或者利用空调降温装置。要尽量避免在阳光强烈的正午到下午2时参加户外运动,这时的紫外线特别强,会灼伤皮肤,甚至使视网膜、脑膜受到刺激。

(3)运动前补充水分。运动出汗会使人体内水分流失较快,因此运动前半小时应喝800mL水。如果在室外进行运动,要控制好运动的时间,一定要带瓶水,最好是能够补充含一定盐分的水。

(4)合理摄入食物。运动前一个小时要吃些主食或水果之类的食物。这是为了防止摄入热量过低,导致体力不佳。

(5)降低运动强度。夏季运动,一定要掌握好运动负荷的量与强度,以免造成不必要的运动损伤。

（6）降温不可太急。运动后不要马上洗冷水澡或吹电扇、开空调。因为运动后全身各组织器官新陈代谢增快,扩张的毛细血管突然遇冷马上收缩,会打乱体内器官正常功能,容易患伤风感冒。

（7）运动后饮食适量。运动后饮水过多过猛,会给血液循环系统、消化系统,特别是心脏增加负担。建议采用少量多次的喝法,即每次饮水只喝几口。另外,运动后也不可吃过量冷饮,否则会使机体因内冷外热而失去平衡,引发肠胃不适。

（8）夏季天气炎热,给运动带来诸多不便,但如果停止锻炼又会破坏锻炼的连续性。因此,夏季一定要坚持锻炼,但在锻炼方法和时间的选择上,要做到科学、合理,将室外室内运动结合起来进行,同时,做好防暑措施。

3. 秋季运动的注意事项

（1）与夏季不同,秋季清晨的气温已经开始降低,锻炼时一般出汗较多,稍不注意就有受凉、感冒的危险。所以,不能一起床就穿着单衣到户外活动,而要给身体适应的时间。因此,要注意衣着,防止感冒。

（2）从潮湿闷热的夏季进入秋季,气候干燥,温度降低,人体内容易积一些燥热,而且秋季空气中湿度减少,容易引起咽喉干燥、口舌少津、嘴唇干裂、鼻子出血、大便干燥等症状。再加上运动时丧失的水分会加重人体缺乏水分的反应,所以,进行运动后一定要多喝开水,多吃梨、苹果、乳类、芝麻、新鲜蔬菜等柔润食物。秋季运动要及时补水,防止秋燥。

（3）秋季是人体的精气处于收敛内养的阶段,所以运动量应由小到大,循序渐进。锻炼时觉得自己的身体有些发热,微微出汗,锻炼后感到轻松舒适,这就是效果好的标准。相反,如果锻炼后十分疲劳,休息后仍然身体不适、头痛、头昏、胸闷、心悸、食量减少,那么,可能是运动量过大造成的,需要及时减少运动量。

（4）有的人习惯早上起床就先去锻炼，练完再吃早饭，这样对身体不太好。尤其是在运动时，身体会消耗大量的能量，经过一夜的消化和新陈代谢，前一天晚上吃的东西已经消化殆尽，身体中基本没有可供消耗的能量，如果在腹中空空时锻炼，很容易发生低血糖。因此，进行运动时，不宜空腹进行。

（5）一般来说，饭后不宜立即进行运动，否则对人体健康是非常不利的。因为饭后消化系统的血液循环大大增加，而身体其他部位的血液循环就会相对减少，如果马上开始运动，消化的过程受阻，胃肠容易生病。饭后 30min 后进行运动较好。所以说，饭后过饱时，不宜马上运动。

（6）由于人的肌肉和韧带在秋季气温开始下降的环境中容易反射性地引起血管收缩，关节生理活动度减小，因而极易造成肌肉、肌腱、韧带及关节的运动损伤。因此，每次运动中要注意方法，除了做好充分的准备活动外，运动的幅度、强度都要重视，不要勉强自己做一些较高难度的动作，以防损伤，要时刻注意运动中的安全问题。进行运动的根本目的是科学健身，所以在运动过程中，应该重视安全问题。

4. 冬季运动的注意事项

随着冬季的来临，冷空气会引起表皮血管收缩，阻止暖和血液流至体表，限制了血液向体表传热。若这种反应持续时间延长，则导致发生皮肤冻伤。对于一些易感人体来说，冷空气能诱发心绞痛或哮喘等疾病、上呼吸道疾病的发生。因此，锻炼者在运动时应该注意的问题除了衣服合适，还包括如何处理皮肤冻疮。

在低温环境下，身体散热快于产热，结果使体温下降。由于风和环境的潮湿度等综合作用，大多数体温降低都发生在 0℃以下，当身体浸于水中时，从体表散热比在相同温度的空气中要快 20 倍。而健身锻炼的目的，就在于让健康的人能在寒冷的环境下坚持更长的时间并减少降低体温的可能性。

冬季参加运动,不仅能提高身体健康水平,更重要的是能提高身体的抗寒和对各种疾病的防御能力。需要着重注意的是,在进行运动前一定要做好充分的准备活动以免发生不必要的运动损伤。在寒冷的冬季环境中,进行运动需要采取以下措施:

(1)冬季不宜在雾天进行运动。实践证明,雾是由无数微小的水珠组成,这些雾珠中含有大量的尘埃、病原微生物等有害物质,锻炼时由于呼吸量增加,肺内势必会吸进更多的有害物质。

(2)冬季进行运动时不宜用嘴呼吸。冬季锻炼应养成用鼻子呼吸的习惯。因鼻子里有很多毛,它能滤清空气,使气管和肺部不受尘埃、病菌的侵害。另外,寒冬气温低,冷空气进入鼻孔后即可得到加温。

(3)冬季进行运动时切勿骤然进行。冬季锻炼前应先做些简单的四肢运动,以防韧带和肌肉扭伤。

(4)冬季进行运动不宜忽视保暖问题。穿合适的多层保暖衣服以隔离冷空气。开始锻炼时,不应立即脱掉外衣,等身体微热后再逐渐减衣,锻炼结束时,应擦净身上的汗液,立即穿上衣服,以防着凉感冒。

(5)冬季进行运动不宜空腹。近年来的研究表明,清晨除了血糖偏低外,人体血液黏滞,加上气温低,血管收缩等因素,若空腹锻炼人就可能因低血糖和心脏疾患而猝死,故中老年人早晨起床要舒缓,适当进餐、饮水后锻炼。

(6)冬季进行运动不宜选择极冷或大风天气。如果遇见极冷或大风天气状况,又想坚持锻炼,可以改为室内运动或者做适当的休息调整。

二、选择适宜的场地环境

(一)避开场地脏乱的环境

体育运动项目众多,既可在室内进行,也可在室外进行,但不论室内室外都应注意场地卫生,以及良好的空气质量。对于室外运动,场地地面宜平坦,无凹坑、碎石,无浮动和其他杂物,能避免发生碰撞,所以说,良好的场地卫生能有效地减少运动损伤的发生概率。另外,为了防止滑倒摔伤等事故的发生,用来进行运动的场地地面不宜太滑。

(二)避开空气污染的环境

空气是人类生存的重要环境,空气质量的好坏对人体运动的影响极大,尤其是在室外进行运动时,一定要注意空气的污染程度。空气污染主要有粉尘、碳氢化合物、铅、硫化氢和光化学烟雾等。粉尘进入人体后沉积在肺泡组织,对呼吸功能有一定危害。运动过程中由于人们通常伴以口呼吸,会使更多的粉尘沉积在肺泡内。许多环境污染都会损害健康,如一氧化碳、臭氧、二硫化碳。因为一氧化碳结合血红蛋白能力比氧气强约 200 倍,所以它能降低血红蛋白的运氧能力,故一氧化碳直接影响血液中的氧气的运输。因此,如果在污染比较严重的空气条件下进行运动,则吸入的有害成分就多,对健康危害更大。

人体每时每刻都需要从空气中吸入氧气,而将自己代谢产生的二氧化碳排出体外,以维持生命活动。正常情况下空气的基本组成是恒定的,但随着现代经济的发展,尤其是工业,许多工业废气、交通尾气等大量排入空气中,则可引起空气成分的重大变化,从而直接或间接危害人们的健康,此即空气污染。如大气中二氧化碳含量超过 2% 时会引起人头痛、脉搏变缓、血压升高,含量超过 10% 时,人就会丧失意识、呼吸麻痹而导致死亡;而大气中的一氧化碳浓度超过千万分之一时就会使机体发生急性中毒。通常一个成年人每天约呼吸 2.5 万次,吸入空气达 $10 \sim 12 m^3$,而运动时吸入空气比安静时多得多。如普通成年人安静时每分钟约吸入空气 9L,而剧烈运动时则可达 100L,因此,如果进行运动时,空气受到污染,则吸入的有害成分就多,对健康危害更大。

另外,空气中也存在许多带正电荷的阳离子和带负电荷的阴离子。一般认为空气中的阴离子可使机体镇静,有镇痛、利尿、降血压、增进食欲等作用,改善注意力,而阳离子正好相反。因而空气中阴离子越多,空气也就越清洁新鲜。一般在海滨、森林公园、瀑布处空气中阴离子会较多。

总之,人们进行运动时应尽量避开如交通拥挤的马路旁等空气不洁的地方,而尽量选择空气新鲜的环境。比如,篮球、网球场最好选择树木比较多的户外场地;而羽毛球、排球对场地的选择就更为广泛,可以是海滨或空气较好的公园。

(三)避开噪声污染的环境

噪声对人体的危害极大,其危害主要包括以下几个方面:

(1)引起神经机能失调,头晕、心律不齐和血管收缩。

(2)使胃肠功能紊乱,食欲不振、消化不良。

(3)长期反复接触噪声会使听力减退,诱发心脏病等 50 多种疾病。

(4)噪声环境使人心情烦躁,容易疲倦,反应迟钝,导致运动能力下降。

在噪声区域进行运动,不仅得不到好的健身效果,反而会影响人们健身的情绪和健身运动的进行。因此,人们在选择运动环境时应避开噪声污染的环境。

综上所述,人们在进行运动时,一定要注意保持场地的卫生、湿度,降低空气中的粉尘含量。经常在室外进行运动的人群,应注意选择运动的时间和地点,注意避开大气污染严重的环境。指导员应随时注意气象部门发布的"污染指数",必要时,对污染敏感的人进行调整运动量等预防和干预措施,在活动中应远离噪声源。

三、选择适宜的社会环境

(一)自身环境

从个人来讲,人生活在这个世界上,总会与社会形成形形色色的联系,总是会遇到各种各样不顺心的事情,从而造成精神紧张。而紧张的程度则主要取决于人的看法。如坦然处之,则精神紧张程度轻,否则可引起过度精神紧张,影响健康。

精神紧张与运动有密切的联系。其主要表现在两个方面:

(1)积极地参加运动有助于减轻精神紧张。

(2)精神紧张也会影响运动效果以及参与运动的积极性。

因此,树立良好的人际关系,培养乐观向上的人生观也是非常必要的。

(二)周围环境

从社会来讲,人是社会的人,人的观念和行为总会受到家庭、社会观念和行为的影响。一般父母爱好运动,其子女通常也爱好运动,一个倡导运动的社会环境则有益于人们投入运动中去。当一个参加运动的人得到家庭、社会的支持和鼓励时无疑有助于其坚持进行锻炼。

虽然对于大的社会环境,人们通常无法选择,但对于每个人周边的环境则有一定的选择性。俗话说"物以类聚,人以群分",如能积极地和喜爱运动的同龄人一起参加运动,将有利于相互交流思想感情,更好地促进身心健康,且有助于对运动的坚持。因此,选择适宜的社会环境进行运动是很有必要的。

第三节　大学生运动负荷的合理安排

一、大学生运动负荷的构成因素

运动负荷是指在受到一定的外部刺激时,机体在生理和心理方面所表现出来的应答反应的程度。在进行运动前,一定要深刻地理解运动负荷的基本内涵,而要想全面地掌握和理解运动负荷的具体含义,就必须要把外部刺激与该刺激作用下机体内部应答反应的程度结合起来加以考虑。

负荷量和负荷强度是运动负荷的构成因素,也是运动负荷中两个重要的组成部分。其中负荷量反映着负荷对机体刺激的量的大小,负荷强度反映着负荷对机体刺激的深度。负荷的量和强度分别通过不同的侧面表现出来,人们也可以运用不同的指标去反映负荷量和强度的大小。

(一)负荷量

负荷量是指锻炼者在持续身体活动的时间和练习次数,以及机体在承受外部刺激总量时所表现出来的内部负荷的程度。运动健身与运动训练不同,没必要保证达到高负荷运动量。它的目的是保证大学生的基本身体素质,以身体健康为最终目的,而非运动技能。

如果想要通过运动健身达到一定的运动水平,那么负荷量是非常重要的。对运动负荷量的安排并没有任何捷径可走,必须要完成足够的运动量。但是必须科学地安排负荷量,不可单纯地增加一次运动的量。如果一次运动的量过大,就会导致疲劳,降低效果,甚至会产生不必要的运动损伤。这就与健身的本质含义背道而驰。

(二)负荷强度

负荷强度是指单位时间里或单个动作中所完成的运动量或所表现出的生理、心理负荷的反应量。

负荷强度依据不同的标准有多种划分法,如依据运动过程来划分可分为瞬时强度、平均强度和最高强度;依据运动的内容来划分可分为训练强度、比赛强度和技战术强度等。

锻炼者为了在健身过程中能够提高或达到预期的效果,其负荷强度必须达到或超过一定的阈值水平。通常来说,这一阈值应根据运动者安静时心率加最大心率与安静时心率之差的60%来

确定,即有效心率阈值＝安静心率＋(最大心率－安静心率)×
60%。运动中采用较低强度,提高速度缓慢,但却可以保证锻炼
者机体的充分适应及运动成绩的逐步增长。需要注意的是,对锻
炼者施加大强度的负荷刺激,可以促进运动成绩的迅速提高,但
易造成机体适应的不稳定,容易造成不必要的运动损伤,因此要
根据锻炼者的具体实际采取相应的合适的训练负荷强度,并把握
好负荷量与负荷强度之间的关系。

因此,为了保证健身的科学化,锻炼者在健身过程中一般采
用运动量与运动强度交替增加的方法,即在保持一定运动量的前
提下,有计划地逐步提高运动强度,按部就班地进行,逐步增加负
荷强度,这样才能促进锻炼者机体的有效适应,发挥较高的运动
技能水平。

(三)负荷量与负荷强度的关系

在进行运动健身时,不同的运动负荷主要从以下四个方面来
区分,合理地安排运动训练的负荷量与负荷强度。

(1)根据动作的协调难度。

(2)专项性程度可区分专项性负荷和非专项性负荷。

(3)根据负荷的数值大小,可区分不同强度水平和不同量大
小的负荷。

(4)所用负荷的作用,即针对发展身体素质和能力;针对发展
机体不同的供能能力。

运动中都包含有运动负荷的量和强度两个方面,负荷量反映
负荷对机体刺激的数量特征,负荷强度反映负荷对机体的刺激深
度。两者彼此依存而又相互影响。任何负荷量都是以一定的强
度为条件而存在,任何负荷强度也都是以一定的量为其存在的必
要基础。

二、运动负荷的设计与安排方案

现代化科学地安排和调控运动健身的运动负荷,以提高锻炼

者的训练水平、竞技能力和身体健康，因此要特别重视运动负荷的设计与安排。

在进行运动负荷的设计与安排时，首先应明确对锻炼者机体形成刺激的外部负荷的各种练习手段使用的定量要求，以及所使用的练习手段对机体和训练结果将产生怎样的综合效果。如将练习的次数、组数、时间、距离、速度、负荷重量、间歇时间与方式等各种负荷因素，以及场地、练习环境等综合考虑，提出合理的训练实施方案，即整体负荷方案。

一般来说，实现运动负荷的途径主要有两个：一是突出负荷强度控制负荷量；二是突出负荷量控制负荷强度。但需要注意的是，负荷总量的组合方式不同，所产生的运动效果也是不同的，要结合自身的具体实际选用。

因此，在进行运动时，必须要根据运动负荷的多方面因素，合理地设计与安排运动负荷，制订出最佳的组合方案。

三、合理安排运动负荷的注意事项

合理安排运动负荷就是指根据锻炼者的现实可能和人体机能的训练适应规律，以及提高身体素质和健康水平需要，在训练过程中给予运动员相应量度的负荷，以取得良好的训练效果，即合理负荷。

在健身过程中，锻炼者承受了一定的运动负荷后，如果负荷保持在一定范围内，机体的应激以及随之产生的一系列变化也就会保持在一个适度的范围内。只有根据机体对安排的运动负荷适应之后再增加相应的运动负荷，才会产生较好的运动效应。可以看出，运动负荷的安排对运动效应的好坏有着重要的影响。机体对适宜的负荷产生适应，负荷过小，不能引起机体必要的应激反应；但同时，机体的生物适应现象只发生在适宜负荷的条件下，如果负荷超过了一定的范围（人体的最大承受能力的范围），即多度负荷，机体就会产生劣变现象。这就是为什么要合理安排运动负荷的原因。在健身过程中,如果发生过度负荷的情况,必须采取相应的措施,使机体尽快得到必要的恢复。否则就会进一步发展成为过度疲劳。过度疲劳会对机体带来很大破坏。在健身过程中,应合理地安排负荷。具体来说,合理安排负荷的注意事项主要有以下几个方面:

(一)确定合理的运动负荷

运动负荷的测定方法主要有两种:一种是表面数据,是以运动成绩作为衡量尺度,如速度、耐力等,这是人们的习惯测法,但它不能直接反映身体机能的负荷状态。另一种是内部数据,是直接测定在进行健身过程中人体的机能状态,如测定心率,按最佳心率要求确定每次训练的运动负荷,这种方法比较麻烦。但心率对速度快、强度大的篮球训练内容不仅比较灵敏,也易受情绪的影响。因此,在进行健身锻炼时,可以将两种测定方法结合起来运用,可更客观些。

(二)健身内容遵循循序渐进原则

在科学健身的过程中,随着锻炼者生理年龄的增长和技术水平与运动成绩的提高,通常需要相应地加大负荷的量度,但这一变化必须循序渐进地实施,才能得到理想的效果。常见的循序渐进地增加运动负荷的方式有直线式、阶梯式、波浪式和跳跃式。

(三)人体所能承受的负荷量临界值

在运动健身过程中,合理地使用最大负荷的一般方法规则和条件是从可行性原则、个体化原则、系统性原则和健康方向原则中产生的。负荷的绝对水平越高,那么最大负荷的合理安排和调整,使其符合于机体的可能性、机体对负荷反应的个体特点等问题,以及对最大负荷效应的深入监督问题也就越是尖锐。在每一种情况下都有一个训练负荷的"临界值",超越了这一临界值,就不是提高,而是降低积极的运动健身效应。锻炼者的训练程度水平越低,这一临界值就越小。但是运动负荷也不可以低于最小运动负荷量,这样就不能够产生增强身体素质,提高运动技能的作用。

事物存在着质与量的统一,事物的质的规定性和量的规定性是不可分割的,总是结合在一起。质和量的这种统一就叫作度。度表现质和量的统一,涉及两个方面的问题。

(1)度是事物保持一定质的数量界限。即质制约着量的活动范围,在一定质的基础上,量在一定范围内的变化,不会引起这个事物性质的变化。

(2)度还包含有区别不同质的关节点。所谓关节点,就是规定质的数量界限的极限,即保持事物一定质的数量界限的两个顶端,也就是极限点。这种关节点,既是事物保持一定质的量的限制点,又是事物从一种质过渡到另一种质的转折点。因此,事物的量超出了关节点,事物就形成了新的质和量的统一,创造了一个新的度。

科学健身也是如此,负荷量与强度统一的度,经过量的累积,突破了关节点实现了质变,又创造出一个新的度的统一下的新负荷量与强度统一,尔后以此类推、往复。而不同项目、不同阶段、不同对象与能力层次情况下安排在什么层次负荷度的统一下的负荷量与强度,以及在这个度的负荷下,通过新的量的累积实现质的突破是我们的实践者需要认识与把握的。认识一个具体对象的适中的负荷量度与通过量的累积实现质的突破,这是检验我们准确定位不同实力的参与者,把握适度负荷的关键。

(四)正确处理负荷与恢复的关系

健身运动既离不开运动负荷,也离不开运动恢复,没有负荷就不能提高身体机能;没有恢复,负荷也只会消耗机体能量物质,导致人体机能的下降,也达不到科学健身的目的。要想使健身取得良好的效果,就必须高度重视训练之后的恢复。现代健身中,负荷与恢复的协同效应越来越受到广泛的重视。

(五)做好自我诊断和指导员诊断

运动负荷量的自我监测,即指锻炼者对承受运动负荷后的身体反应,进行自我监督、测试,并将监测数据及时向上级报告的过程。自我监测是指导健身运动的指导员,制订训练计划,预防过度训练,及时调整运动负荷量的重要依据。监测内容主要包括自我感觉、睡眠、食欲、晨脉、小便、体重等。

在健身运动过程中,指导健身的指导员,经常性地测试、调整锻炼者的身体对运动负荷的反应,是科学运动的重要环节;同时也是锻炼者不可缺少的内容,在实际操作中,主要的监测指标是每分钟的脉搏数(心率)。

第四节　大学生运动的准备与整理活动

一、准备活动

体育锻炼前进行充分的准备活动对于体育锻炼者来说是非常重要的。因为准备活动有利于克服机体的生理惰性;加速肌肉组织的新陈代谢,提高氧的利用率;调节心理状态,提高神经系统的兴奋性;防止运动损伤。有些体育活动爱好者就是由于不重视锻炼前的准备活动而导致各种运动损伤,不仅影响锻炼效果,而且影响锻炼兴趣,对体育活动产生畏惧感。因此,每个体育活动爱好者在每次锻炼前都必须做好充分的准备活动。

(一)准备活动的形式

准备活动具有多种形式,可将其概括为一般性准备活动和专项准备活动两大类。一般性准备活动主要是一些全身性身体练习,包括各种跑步、踢腿、弯腰等动作。通过进行一般性准备活动练习,能够在整体上促进人体代谢水平的提高,促进大脑皮质的兴奋性,有效避免运动伤病。专门性准备活动主要是指与所从事的体育运动相关的运动练习,如篮球运动比赛前的运球、投篮等。如果是进行日常的运动训练,或一般的体育锻炼,则只需要进行一般性的准备活动,在一些专门性运动和比赛之前需要进行专门性准备活动。

(二)准备活动的作用

(1)健身前进行一定强度的热身活动,可改善全身的血液循环,使肌肉内的代谢过程加强,肌肉温度增高,体温增高。这样就能增加肌肉的力量和弹性,使肌肉、肌腱供血充分,增加关节的活动性和肌肉的柔韧性,预防肌肉和肌腱、关节的运动创伤。

(2)健身前进行适当的准备活动,可以在一定程度上预先动员内脏器官的机能,加强各器官的活动,克服各种内脏器官的功能惰性,使身体内部各器官进入运动适应状态,在健身运动一开始就达到较高水平。另外,进行适当的热身活动还可以减轻开始运动时由于内脏器官的不适应所造成的不舒服感。

(3)健身不仅是身体活动,而且也需要有心理活动,心理活动在健身中起着非常重要的作用。健身前的准备活动可以起到心理调节的作用,它能提高中枢神经系统兴奋性,接通各运动中枢间的神经联系,使大脑皮层处于最佳的状态投入到健身之中。

(三)准备活动的原则

在进行相应的准备活动时,应坚持一定的活动原则,具体而言,应注意以下几个方面:

(1)移动性原则。要求在进行准备活动时,全体队员都要移动起来,使得每一个人都能得到锻炼。

(2)循序渐进原则。进行足球运动的热身活动时,不能一开始就进行大运动量的活动,应由小到大逐步过渡。先进行无球的慢跑热身,然后过渡到有球运动;先进行静力性拉伸。然后进行动力性拉伸。

（3）多样性原则。所谓多样性原则就是在进行热身练习时,应丰富练习的形式,积极调动练习者的情绪,使其能够迅速进入状态。

（4）适应环境原则。进行足球运动训练时,多在户外进行,这就要求应充分考虑环境因素,灵活安排相应的准备活动。如果在夏天,可适当缩短活动时间,如果在冬天则要相对长一些。

（5）不中断原则。在进行热身动作练习时,应保持练习的连续性,如果对练习者进行相应的语言指导,应在练习的过程中进行,避免中断练习。另外,热身活动与正式比赛和训练之间的间隔时间应较短,否则热身活动的效果就会大大消失。

（6）结合训练主题与比赛原则。在开展相应的技术动作训练之前,热身活动应与训练的内容相适应,如要进行头顶球训练时,热身时应充分活动头部和颈部。

（7）简便易行原则。热身运动应易于安排,并能够使其行之有效。如果过于复杂,则既消耗时间,又降低了热身的效果。

（8）思维性原则。在进行体育运动时,不仅仅是身体的运动,还需要大脑的充分参与,注重观察和思维。

(四)准备活动的方法

1. 时间和量

准备活动的量和时间,应根据气象条件、运动的具体情况、个人的机能状况以及健身的内容和量而定。在兴奋性较低时或气温较低时,准备活动的时间应适当延长;相反,兴奋性较高或气温较高时,准备活动的时间可短一些,量可小一些。半小时的健身,其准备活动的时间一般为10min左右。

2. 时间间隔

准备活动后就可马上从事健身运动。运动员准备活动后适当休息是为了使身体机能有所恢复,以便在比赛中创造优异成绩。而健身者参加体育活动是为了增强体质,不是创造成绩,所以准备活动后接着进行健身即可。

3. 具体热身操作

(1)让每一个关节得到活动,可先从头、颈开始,然后到上肢、腰部及下肢。

(2)其次,伸展肌肉、肌腱、韧带,增加身体的柔软程度。

(3)慢跑几分钟,让身体发热,提升心脏及肺部的功能,使身体进入"作战状态"。

二、整理活动

(一)整理活动的概念

在运动过程中,人体会发生一系列的生理变化,这些生理变化在运动停止之后并不会马上消失。在进行剧烈的运动之后,内脏器官还需要继续进行工作,以补充运动时缺少的氧气。如果在大强度运动训练之后不进行相应的整理活动而完全静止下来,则身体的状态会妨碍强烈的呼吸运动,从而影响氧气的补充。另外,在静止状态下,也会影响静脉血的回流,造成血压降低,脑部血液的不足可能会造成短暂性的脑贫血,从而产生恶心、呕吐、昏倒等状况。

整理活动是人体由运动状态平稳过渡到安静状态的活动过程,它是促进体力恢复的一种有效手段。其作用主要有两点:一是有助于人体机能尽快恢复平时安静状态;二是有助于偿还氧债。整理活动应该侧重于全身性放松,特别是在紧张剧烈的运动之后,一定要进行全身性的放松,以免身体受到损伤。此外,在整理活动之后还要注意保暖,防止着凉、感冒。

(二)整理活动的三阶段

整理活动包括调理、伸展牵拉与放松三个阶段。

1.调整阶段

调整是整理活动的重要组成部分。在健身者进行调整后,才能更好地进行伸展牵拉与放松。调整指健身运动结束主要练习后慢慢过渡到停止运动的身体练习。在这一阶段可以做一些与准备阶段类似的节律运动(如弹动、半蹲等),并可配合上肢的动作。

调整过程较简单,以较慢速度和较低强度继续进行有氧操练习是常用的方法,这样有助于加速肌体代谢产物的消除。例如,一位学者让受试者运动至筋疲力尽后,再继续慢运动一段时间;而另一次让受试考运动至筋疲力尽后,立即停止运动。结果发现轻微运动的受试者血乳酸的消除速度比静止休息者快一倍。血乳酸是人体内的一种代谢产物,如不及时消除会使人有不适感,可见调整练习在足球运动锻炼后并不是可有可无的。

2.伸展牵拉阶段

进行调整练习后,运动者的心率已基本降至正常值,此时便可以进行整理活动的第二阶段——伸展牵拉练习。伸展牵拉指将休息状态的肌肉组织拉长。它可以减轻运动者在运动锻炼后乳酸堆积而造成的肌肉酸痛感觉和僵硬状态。在运动结束之后,部分乳酸会残留在人体内,通过伸展牵拉可以加速乳酸消除,促进机体的恢复。

在伸展牵拉过程中牵涉到三种类型的组织:肌肉、结缔组织(主要是筋膜)以及其他组织(肌腱和韧带)。不进行伸展牵拉练习,肌肉和结缔组织没能被拉长,因而将会失去灵活性,从而影响运动者的运动能力。另外,运动者进行运动后,由于代谢产物的积累,可能引起部分肌纤维(肌纤维是构成肌肉的基本单位)收缩过多而又得不到完全放松或局部痉挛,故在整理活动中做一些局部和全身的肌肉伸展牵拉练习,有助于缓解肌纤维痉挛,改善肌肉血液循环,加速乳酸的消除。

整理部分的伸拉练习时间可长一些,并可采取多种练习形式,如站位伸拉和垫上伸拉;也可采取不同的伸拉方法,如静态伸拉、动态伸拉等。

静态伸拉是指肌肉逐渐伸展到超过正常范围的某一点,然后保持一段时间,如感到不适,可适当地调整以缓解紧张。由于静态伸拉在伸展肌肉和结缔组织时非常有效,并且很安全,因此静态伸拉是目前运动锻炼中伸拉练习的最常用方法。

动态伸拉是指肌肉被拉到运动范围的极点而过度伸张。由于伸拉反射引起的收缩量和收缩率与伸展量和伸展率成正比,所以这种反弹性伸拉形式常常使肌肉发生撕裂。目前这种方法一般不被采用。

3. 放松阶段

整理活动以调整和伸展牵拉为第一要素,同时它也是精神、情感和身体放松的好时机。运动锻炼后,做一些放松练习也是为了更好地促进身体恢复。

(三)整理活动的注意事项

整理活动和准备活动一样是健身运动的重要组成部分,在进行运动时,应注意注重一般性整理活动与专门性整理活动的结合,并且根据运动量进行整理放松活动。在进行整理活动时,充分考虑运动方法、方向、频率等,并注重其动作的准确性。

整理活动对锻炼的效果和运动者的健康具有重要的影响,因此不应忽略整理活动。

参考文献

[1]曹海燕.运动伤病理论与防治方法研究[M].北京:中国原子能出版社,2017.

[2]王国祥,王虎.体育运动伤害防护[M].苏州:苏州大学出版社,2017.

[3]彭力平,熊辉,李顺民,等.骨伤科疾病中医特色疗法[M].北京:人民卫生出版社,2017.

[4]司玉灿,姚霖,陈阁.运动伤病防治[M].西安:陕西科学技术出版社,2016.

[5]章明明,杨铁凡,陶剑飞.大学生生理与心理健康教育[M].北京:科学出版社,2009.

[6]李德敏.浅谈防止运动性疲劳的预防和恢复[J].体育世界(学术版),2015(10).

[7]史小谋.预防和消除运动性疲劳初探[J].中等职业教育,2011(4).

[8]杨翼,李章华.运动性疲劳与防治[M].北京:北京体育大学出版社,2008.

[9]王杨,张林.医用运动生理学[M].北京:中国医药科技出版社,2010.

[10]全国体育院校教材委员会审定.运动解剖学[M].北京:人民体育出版社,2000.

[11]王步标,华明.运动生理学[M].北京:高等教育出版社,2011.

[12]乔德才,张蕴琨,邓树勋.运动人体科学研究进展与应用

[M].北京:人民体育出版社,2007.

[13]陆爱云.运动生物力学[M].北京:人民体育出版社,2009.

[14]毛志雄,迟立忠.运动心理学[M].北京:中国人民大学出版社,2015.

[15]张蕴琨,丁树哲.运动生物化学[M].北京:高等教育出版社,2006.

[16]乔德才.运动人体科学基础[M].北京:高等教育出版社,2012.

[17]褚立希.运动医学[M].北京:人民卫生出版社,2012.

[18]邹克扬,贾敏.运动医学[M].北京:北京师范大学出版社,2010.

[19]姚鸿恩.体育保健学[M].4版.北京:高等教育出版社,2006.

[20]陈文鹤.健身运动处方[M].北京:高等教育出版社,2014.

[21]关辉.体育运动处方及应用[M].北京:北京师范大学出版社,2010.

[22]黄涛.运动损伤的治疗与康复[M].北京:北京体育大学出版社,2010.

[23]牛映雪,鹿国晖,刘杨.体育保健与运动康复技术[M].北京:化学工业出版社,2016.

[24]沈光宇,杨卫新,谭文捷.康复医学[M].3版.南京:东南大学出版社,2016.

[25]亓建洪.运动创伤学[M].北京:人民军医出版社,2008.

[26]赵建林.运动安全常识(插图版)[M].武汉:湖北科学技术出版社,2017.

[27]刘华,荣湘江,周华.临床康复学[M].北京:北京体育大学出版社,2017.

[28]江捍平.运动性疾病[M].长沙:湖南科学技术出版社,2011.

[29]白希壮,吕永利.运动系统与疾病[M].上海:上海科学

技术出版社,2008.

[30]段海俊.疾病·运动·健康[M].北京:中国社会出版社,2005.

[31]叶锐彬,程杰.运动系统疾病[M].成都:四川科学技术出版社,2013.

[32]陈德明.慢性疾病运动疗法[M].哈尔滨:黑龙江大学出版社,2012.